일본어권 의료관광 통번역 연습

본 과제(결과물)는 교육과학기술부의 재원으로 한국연구재단의 지원을 받아 수행된 광역경제권 선도산업 인재양성사업의 연구결과입니다.

일본어권 의료관광 통번역 연습

| 최수나 지음 |

小花

머리말

이 책은 의료통역사, 번역사를 지망하는 학생들을 위한 학습서로 1부 '통역'과 2부 '번역'으로 구성되었다.

1부 '통역'에서는 통역에 대한 개략적인 설명과 순차통역을 위해 알아두어야 할 사항들을 정리하였고 순차통역을 잘하기 위한 준비단계라고 할 수 있는 간단한 연습 방법을 소개하였다. 또한 다양한 질병과 관련된 대화문을 통해 다양한 의료상황의 통역을 연습할 수 있도록 하였다. 통역 연습은 1) 단어 연습, 2) 대화 연습, 3) 표현 연습, 4) 문제풀이로 구성되었으며 단어 연습, 문제풀이의 정답과 대화 연습의 모범답안은 뒤에 부록으로 첨부하였다.

2부 '번역'은 번역에 대한 개략적인 설명과 번역할 때 유의해야 할 사항들, 번역 연습으로 구성되어 있다. 유사어원을 갖는 한국어와 일본어의 상호 번역 시 종종 나타나는 오류들을 사례로 제시하여 번역에 익숙하지 않은 학생들도 쉽게 이해할 수 있도록 하였으며 일본어 입력 방법이나 표기 방법 등에 대해서도 간단히 소개하였다. 1부 '통역'과 마찬가지로 2부 '번역'에서도 번역 연습을 할 수 있도록 질병과 관련된 일본어 텍스트를 마련하였다. 번역 연습은 1) 단어 연습, 2) 포인트 표현, 3) 번역 연습으로 구성되었으며, 단어 연습의 정답과 번역 연습의 모범답안은 뒤에 부록으로 붙였다.

이 책이 의료통역사 또는 번역사가 되기를 희망하는 학생들에게 도움이 되기를 바란다.

2012년 1월

최수나

차례

I. 통역

1. 통역과 커뮤니케이션

통역사는 단지 해당 언어를 구사할 수 있는 존재로서뿐만 아니라 훈련과 경험을 통해 구어의사소통 곧 커뮤니케이션의 전문가가 되어야 한다. 일반인들은 통역이라는 것이 다른 언어의 어휘나 표현을 많이 알고 사용하는 것이라고 생각하는 경향이 있는데, 사실 통역사에게 있어서 언어의 문제는 훨씬 더 많은 문제의 일부분에 지나지 않는다. 다시 말해 통역사에게 있어서 언어 지식이란 수많은 언어 외적 지식—진행되는 대화에 대한 배경 지식, 주제 지식, 화자에 대한 지식 등—의 일부분에 지나지 않으며 언어 능력은 통역사가 갖춰야 할 기본적 자질이 되어야 한다는 것이다.

그렇다면 통역사가 갖춰야 할 언어 능력은 무엇인가.

먼저 통역사는 일반인들보다 높은, 가능하다면 완벽하다고 할 수 있을 정도의 B 언어, 다시 말해 외국어 구사력을 지녀야 한다. 우선 구어를 듣고 이해할 수 있어야 하며 직관적 판단을 할 수 있어야 하며 분명하게 발음할 수 있어야 하고 폭넓은 어휘를 구사할 수 있어야 한다.

다음으로 통역사는 광범위하면서도 구체적인 언어 지식을 다양한 분야에 적용할 수 있어야 한다. 통역사는 통역 경력을 통해 습득한 새로운 어휘를 추가함으로써 자신이 갖고 있는 언어 지식을 확장해야 한다.

세 번째로 언어뿐만 아니라 그 언어의 구조를 알아야 한다. 언어는 그 언어가 갖고 있는 단어의 총합일 뿐만 아니라 사고의 틀이나 세계를 바라보는 방식도 나타낸다. 그러므로 언어를 안다는 것은 그 언어의 구조에 대한 감을 갖고 있다는 뜻으로 어떠한 메시지에서 특정 단어가 생략되어 나타날 때조차 메시지의 내적 논리를 바탕으로 메시지를 이해할 수 있다는 뜻이다. 이러한 감은 언어의 소리를 인식하고 발화된 의미 모두를 직관적으로 포착할 수 있는 능력으로 통역사의 내면에 깊이 뿌리내려져 있어야 한다.

또한 통역사는 B 언어뿐만 아니라 모국어인 A 언어에서도 위에서 언급한 수준의 언어 능력을 갖춰야 한다.

이와 같은 언어 능력은 위에서 말한 바와 같이 커뮤니케이션 전문가로서의 통역사가 기본적으로 갖춰야 할 자질이다. 그렇다면 커뮤니케이션을 촉진하는 커뮤니케이터로서 통역사는 어떠한 능력을 갖춰야 할 것인가.

첫 번째로 화자와의 커뮤니케이션 능력이다. 다시 말해 화자의 화법이나 성격 등을 파악하여 화자와의 커뮤니케이션을 원활하게 하는 것이다. 통역사는 화자의 말하고자 하는 바를 정확하게 파악하고 이를 가감 없이 청자에게 전달해야 한다. 충분한 이해 없이는 충분히 표현, 전달할 수 없기 때문에 통역사는 화자와 언어 커뮤니케이션뿐만 아니라 다양한 언어 외 커뮤니케이션 수단을 총동원하여 화자의 말하고자 하는 바를 이해하도록 노력해야 한다.

두 번째로 청자와의 커뮤니케이션 능력이다. 청자의 성격 등을 파악하고 그들이 알아들을 수 있도록 최대한 배려해야 한다. 예를 들어 청자가 어린이인 경우 어려운 전문용어를 그대로 전달하면 그들은 이해할 수 없을 것이다. 이럴 경우 화자가 어려운 말로 표현한 것을 그대로 통역하기보다는 청자가 이해할 수 있는 쉬운 표현으로 바꾸어 통역하는 것이 바람직할 것이다. 반대로 청자가 의사인 경우 지나치게 쉽게 말할 필요는 없고, 그것이 도리어 의사인 청자에게 실례가 될 수도 있으므로 그들의 수준에 맞춰 통역해야 할 것이다.

세 번째로 언어 이외의 커뮤니케이션을 최대한 활용하는 것이다. 화자의 말을 말로만 듣는 것이 아니라 강약이나 휴지, 통의 변화 등에 민감하게 반응하여 화자가 말하고자 하는 바를 충분히 이해해야 한다. 이처럼 화자가 말하고자 하는 바를 충분히 이해하기 위해서는 화자의 말을 들을 뿐 아니라 보고 있어야 한다. 즉 아이콘택트를 하는 것이다. 아이콘택트를 하면 화자의 발화 자세도 다소 달라질 수 있으며 무엇보다 통역사의 이해력이 한층 향상된다. 이는 그대로 청자와 통역사의 관계에도 적용될 수 있다. 특히 의료통역이라는 특수한 상황에서 통역사는 정신적으로나 신체적으로나 평상시와 다른 상태에 놓인 청자의 입장을 배려하고 그들에게 불필요한 부하를 주지 않도록 아이콘택트와 같은 다양한 방법을 동원하여 각별히 청자를 배려하여 통역해야 할 것이다.

2. 통역사라는 직업

통역사에는 국제회의통역사, 관광통역사, 리에존(liaison)통역사, 커뮤니티통역사 등이 있다.

1) 국제회의통역사는 국제회의 등에서 동시통역 및 순차통역의 방식으로 통역하는 직업군이다. 국제회의통역사는 특별한 자격증이 있는 것은 아니나 통역대학원을 졸업하게 되면 대학원 소속 통역연구소 또는 통역센터 소속 연구원이 된다. 동료 또는 선배 통역사를 통해 통역agency에 등록되기도 한다.

2) 관광통역사는 관광을 목적으로 방문한 외국인에게 관광 서비스와 함께 통역 서비스(순차통역 중심)를 제공하는 직업군이다. 관광통역사는 관광통역사 자격시험이 있으며 한국관광공사가 주최하는 관광통역안내사 시험을 통과해야 한다(국사, 관광자원해설, 관광법규, 관광학개론과 외국어, 면접시험).

3) 리에존통역사란 비즈니스 등의 목적을 위해 통역 서비스를 제공하며 경우에 따라 인하우스 또는 프리로 일을 하는 직업군이다. 리에존통역사는 일정 수준 이상의 외국어 능력이 있으며 회사에 소속되거나 에이전시에 소속되어 활동하는 경우가 많으며 특별한 자격증은 필요 없다.

4) 커뮤니티통역사는 법정통역, 의료통역, 행정통역, 학교통역 등으로 나뉘며 전문적 지식을 요하는 분야에서 대부분의 경우 순차통역의 형식으로 통역을 집행하는 직업군이다. 커뮤니티통역은 전문적 지식이 필요함에도 불구하고 사회적 인식이나 의뢰자의 사회적 지위 등으로 인해 보수가 적은 경우가 많으며 소수자(minority)에 대한 봉사활동으로 진행되는 경우가 많다. 커뮤니티통역사 역시 특별한 자격증은 없으나 국제회의통역사 못지않은 전문 지식이 요구되는 경우가 많으며 한국의 경우 국제회의통역사가 사회봉사 차원에서 실시하는 경우도 많다.

3. 의료통역의 특수성

한국보건복지인력개발원은 의료통역사를 다음과 같이 정의한다.

의료통역사(Medical Interpreter)란 국제진료현장에서 외국인 환자와 국내 의료진과의 의사소통을 담당하는 전문인재로서, 외국인 의료 서비스의 질을 좌우하고 글로벌 헬스케어 강국으로 한국이 부상하는 데 중요한 역할을 수행하는 핵심인력이다.

의료통역은 사람의 생명과 직결되는 분야로 반드시 의학용어, 의료문화 등 의료분야에 대한 기본 지식을 갖춘 전문통역사가 필요하다.

의료통역사는 외국인 환자가 자신의 질환 및 의료 요구에 맞는 병원을 선택하고, 입국, 병원 진료, 출국 등의 모든 절차에 대해 의사소통의 장애 없이 의료 서비스를 제공받을 수 있도록 외국인 환자라는 언어적, 의료적 특수성을 고려하여 의료진과 환자 간의 소통을 지원하는 가교 역할을 수행한다.

1) 의료통역의 특징(커뮤니티통역사/퍼블릭 서비스 통역)

(1) 지역 주민을 대상으로 한다.
(2) 파워 차이가 있다(의사와 환자, 경찰관과 피의자, 교사와 학생, 판사와 피고/원고)에 차이가 있다.
(3) 언어 수준이나 종류가 다양하다.
(4) 문화적 요소의 영향을 많이 받는다.
(5) 기본적 인권 보호와 직결된다.

2) 의료통역사가 하는 통역방식

순차통역, 위스퍼링통역, 요약통역, 문장구역, 전화통역 등.

3) 의료통역사에게 필요한 자질

우수한 언어구사력, 뛰어난 통역기술, 지식과 교양, 이문화에 대한 정확한 인식, 유니에 대한 이해와 준수, 정신적 균형감각과 인생 경험.

4. 순차통역과 노트테이킹

1) 노트테이킹의 의미

순차통역 시 화자의 말을 통역사가 기록하는 것으로 통역할 때 도움을 받기 위해 메모하는 것이다. 화자가 발화하는 모든 내용, 뉘앙스, 숫자, 고유명사 등을 모두 기억할 수는 없다. 인간의 기억력에는 한계가 있으므로 노트에 적어 두었다가 통역할 때 도움을 받는 것이다. 순차통역을 할 경우 통역할 때 노트테이킹을 참고하는 정도나 빈도는 통역사의 그날 그날의 컨디션이나 통역해야 할 주제에 따라 다르다.

통역사들의 노트테이킹은 속기사들의 '속기'와는 전혀 다르다. 속기란 소리를 받아 적는 것이다. 하지만 순간적으로 분석종합 능력을 요하는 통역 과정에서 한 언어를 듣고 그것을 다른 언어로 바꿔 그 뜻을 표현하는 것은 불가능하다. 통역을 하는 동안에는 그 정도의 물리적 시간조차도 주어지지 않기 때문이다.

통역사들의 노트테이킹이란 화자 말을 분석하여 통역사 자신이 나중에 알아볼 수 있도록 간편한 기호나 축약된 약어를 사용하여 메모를 하는 것이다.

2) 노트테이킹의 내용

- 주제어
- 고유명사
- 뉘앙스
- 시제
- 숫자
- 연결어

3) 노트테이킹의 방법

(1) 발화되는 내용을 계속적으로 주의 깊게 들어야 한다.

(2) 화자가 말하는 단어를 일일이 받아 적는 것이 아니고 의미를 메모해야 한다.

(3) 화자의 말을 집중해서 듣는 데 방해가 되지 않도록, 맨 처음 떠오르는 단어나 기호를 적는다. 어느 언어로 기록하는 것이 좋다는 정해진 규칙은 없으므로 내용을 쉽게 상

기시킬 수 있는 것이면 어느 것이든 좋다.

(4) 노트는 수평으로 하지 말고 수직으로 하여 내용의 흐름이 한눈에 파악할 수 있도록 한다. 한 아이디어에서 다른 아이디어로 내용이 바뀌면 횡선을 그어 내용의 전환을 표시한다.

(5) 미묘한 뉘앙스를 모두 기억하기란 쉬운 일이 아니므로 어떤 형태로든 표시를 해놓을 필요가 있다(아주, 특별히, ~할 듯하다, ~가 아닌 것이 아닌가 등).

(6) 열거되는 내용이나 고유명사, 숫자, 시제는 반드시 정확하게 받아 적어야 한다.

4) 노트테이킹의 연습

- 메모할 노트는 세로로 긴 것을 사용한다. 필요할 경우에는 가운데 선을 그어 좌우로 나누어 사용한다.
- 좌상단에서 우하단 방향으로 메모하도록 한다. 이렇게 함으로써 한 눈에 내용의 흐름을 파악할 수 있다.
- 단어를 적는 것이 아니라 의미를 메모하도록 한다. 그래야 통역할 때 내용을 쉽게 떠올릴 수 있다.
- 한 문장이 끝나면 횡선을 긋는다.
- 통역한 부분은 가위표(×) 또는 사선으로 그어 통역이 종료되었다는 것을 메모한다. 그래야 다음 통역을 시작할 때 시작부분이 헛갈리는 것을 막을 수 있다.

다음에서 실제 노트테이킹 사례를 살펴보도록 한다.

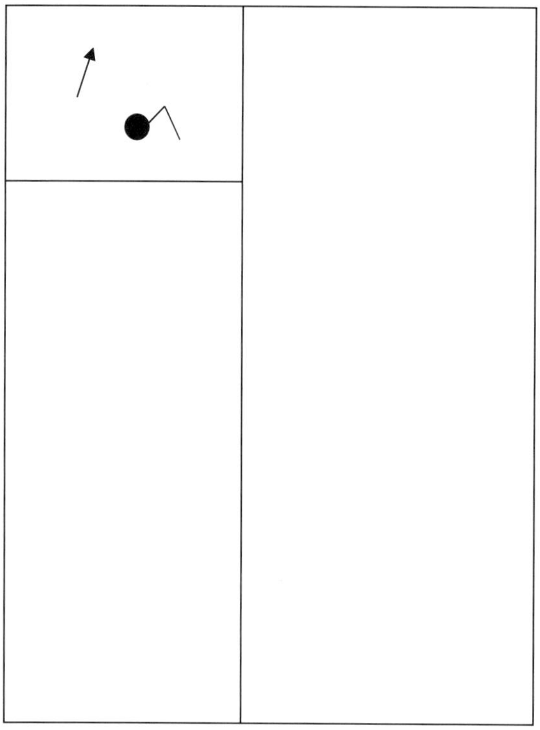

여러분 안녕하십니까.

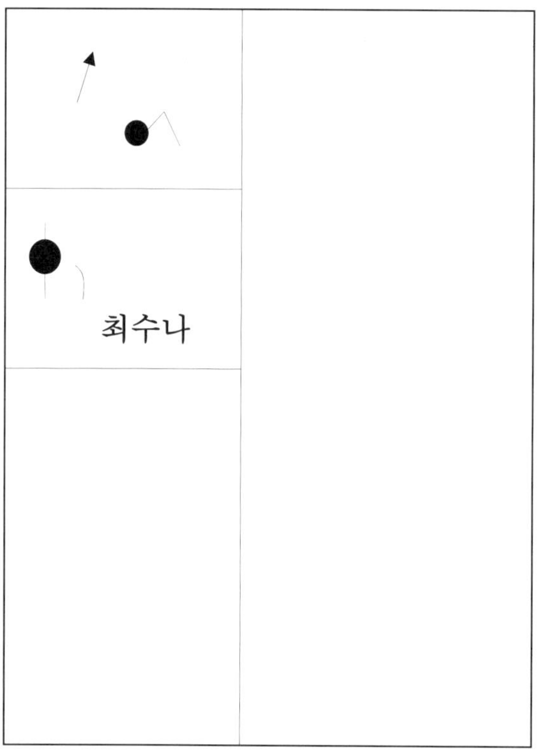

저는 최수나라고 합니다.

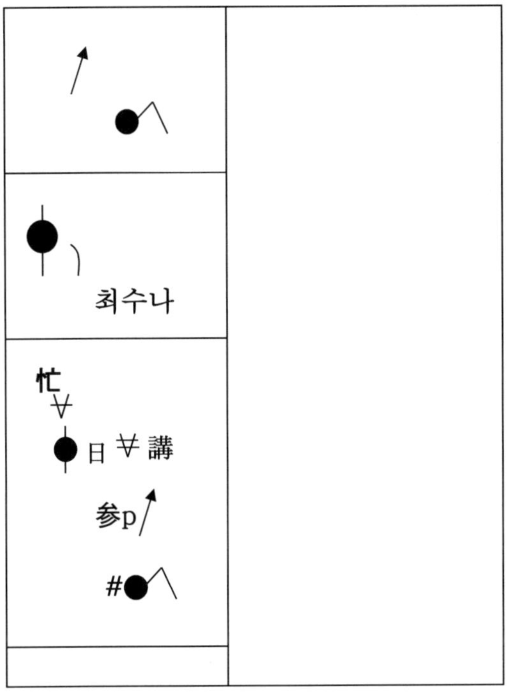

바쁘신 가운데 오늘 특강에 참석해 주신 여러분께 진심으로 감사드립니다.

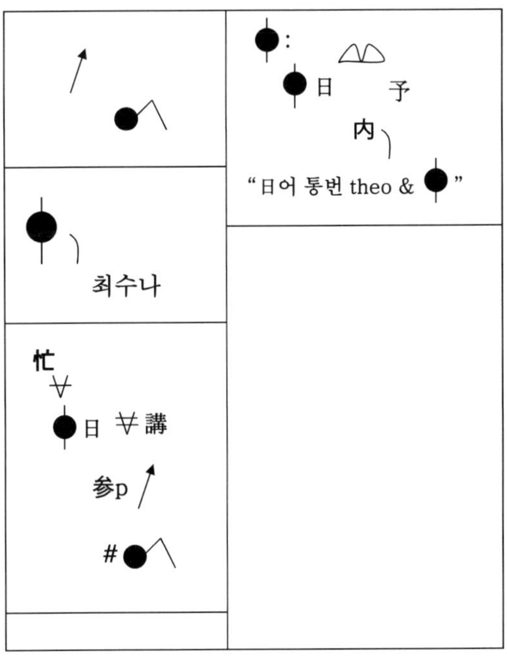

제가 오늘 말씀드릴 내용은 일본어 통번역의 이론과 실제입니다.

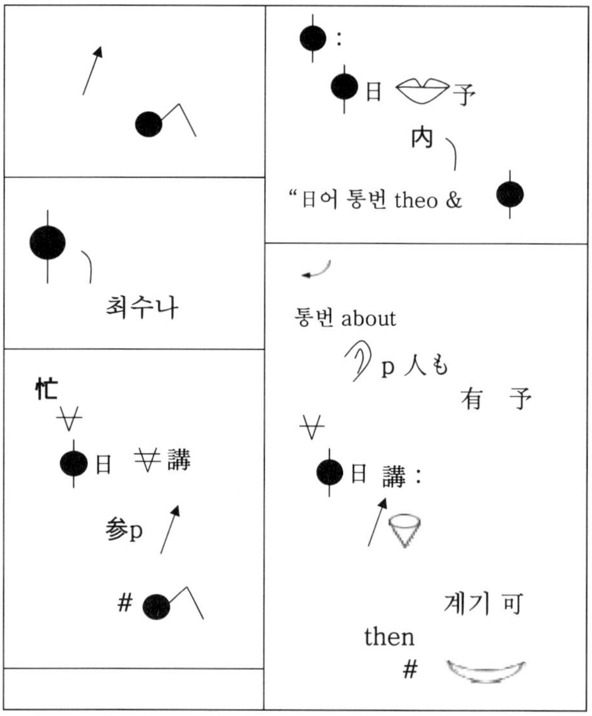

예전에 통번역에 대해서
들어보신 분도 계실지
모르겠습니다만,
오늘의 강의가 여러분의 흥미를
일으키는 계기가 된다면
정말 기쁠 것 같습니다.

앞의 전체 내용을 문장과 함께 보면 다음과 같다.

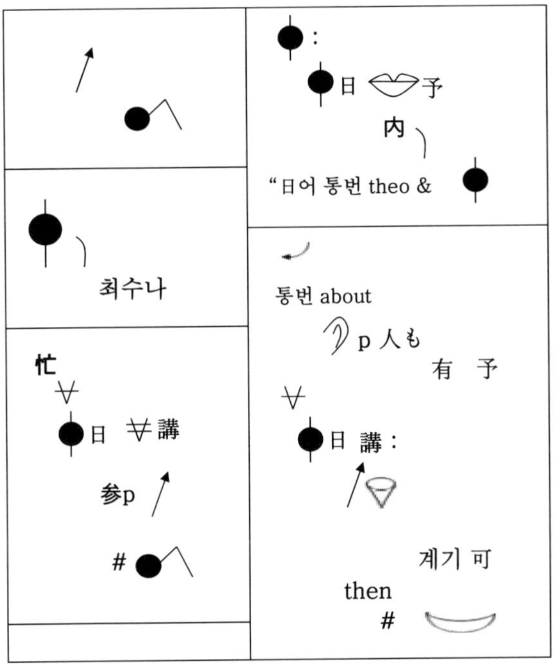

여러분 안녕하십니까.
저는 최수나라고 합니다.
바쁘신 가운데 오늘 특강에
참석해 주신 여러분께
진심으로 감사드립니다.
제가 오늘 말씀드릴 내용은
일본어 통번역의 이론과
실제입니다.
예전에 통번역에 대해서
들어보신 분도 계실지
모르겠습니다만,
오늘의 강의가 여러분의
흥미를 일으키는 계기가
된다면 정말 기쁠 것
같습니다.

위의 부분 통역이 끝나면 아래와 같이 가위표(×) 또는 사선으로 표시한다. 이러한 작은 행동이 사소한 것으로 보일 수도 있으나 순차통역이라는 복잡한 뇌 활동을 하는 중에 통역사에게 가중되는 부하를 가능한 최소화하려는 노력이므로 소홀히 해서는 안 된다. 이러한 작은 노력이나 배려가 결여되어 통역의 질에 차질이 생겨서는 안 되기 때문이다.

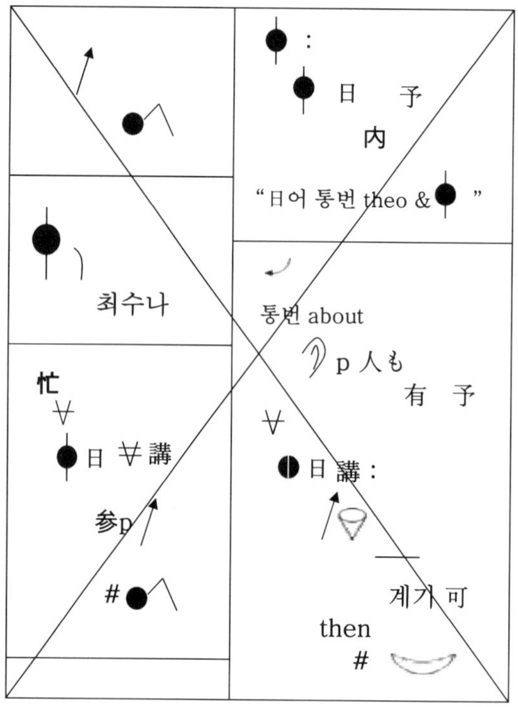

노트테이킹 연습은 두사람 이상이 함께하는 것이 좋다. 한 사람이 텍스트를 읽어 주고 다른 사람이 노트테이킹을 하고 노트를 보면서 재생을 하고, 재생한 것을 다른 사람이 교정하는 식으로 진행하는 것이 바람직하다. 하지만 스터디를 함께할 동료가 없을 경우에는 텍스트를 펴 놓고 소리 내어 읽으면서 노트테이킹 연습을 하는 것도 좋다. 처음에는 출발어와 도착어를 같은 언어로 하고 점차 익숙해지면 출발어와 도착어를 다르게 하도록 한다.

5) 노트테이킹 기호 사례

원하다	w	늦다/ 끝나다	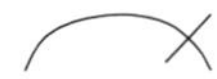
둘러싸다	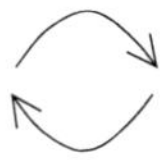	발생하다	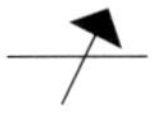
감사하다	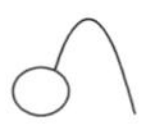	보호하다	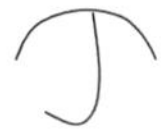
말하다	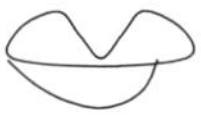	~와 관련하다	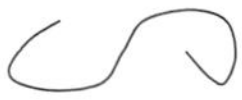
듣다	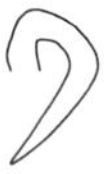	주다	与
생각한다	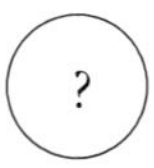	받는다	受
좋다	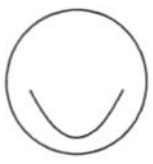	~했다 (과거)	p
나쁘다	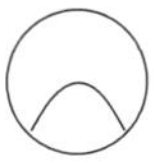	~하고 있다 (진행형)	ing
모르겠다	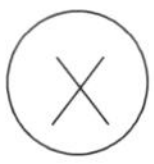	~할 것이다 (미래)	予
우려된다	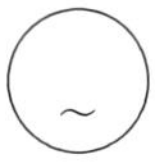	아니다	X
해야 한다	必	무엇	what
할 수 있다	可	어떻게	how
할 수 없다	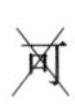	누가	who
놀랍다	エ!	~로 인해	by
피하다	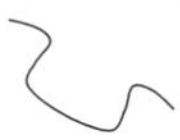	은/는	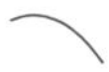
왕래하다	◀——▶	이/가	:
빠르다/시작하다	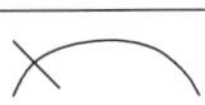	뿐만 아니라	n. o.

현재	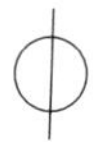	회의	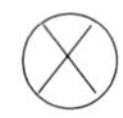
미래	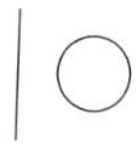	교통	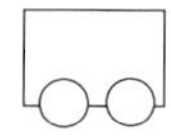
과거	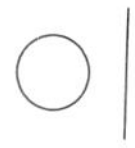	약속	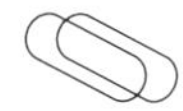
지금까지	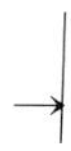	성장	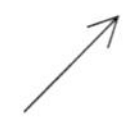
지금부터, 앞으로	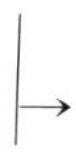	발전	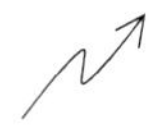
내일	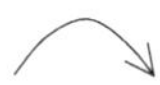 日	혁신	
어제	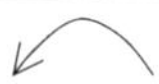 日	단계	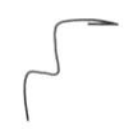
내년	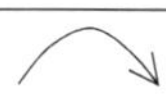 y	기본, 바탕	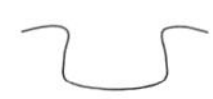
내후년	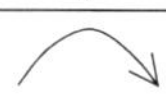 2y	기술	tech
작년	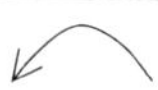 y	정보	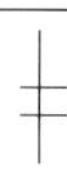
재작년	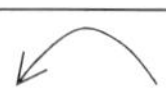 2y	통신	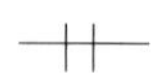
경제	E	매체	M
환경	e	전부	全
금융	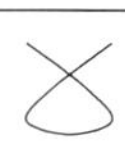	사랑, 애정	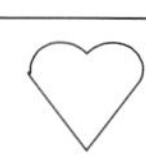
정치	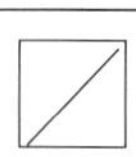	사람	人
정책	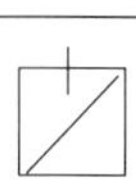	사람들	人々
사회	s	세계	W

국내		결과	∴
국외	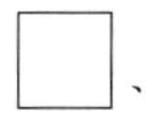	특히	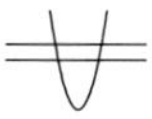
수출	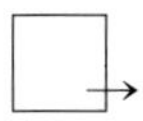	그리고	&
수입	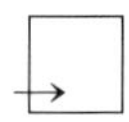	그러나	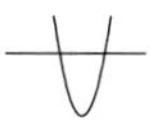
선진국	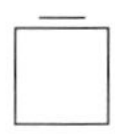	그러면	then
개발도상국	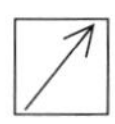	그렇기 때문에	so
후진국	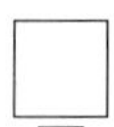	왜냐하면	∵
여러 나라	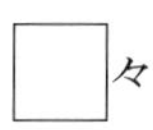	호주	Aus
일본	J	대만	Tw
한국	K	동북아시아	ENA
미국	US	북한	NK
중국	Ch	동남아시아	ESA
동아시아	EA	러시아	Rus

5. 통역과 발음의 문제

통역에 있어서 발음은 대단히 중요한 문제라고 할 수 있다. 통역사는 서로 말이 통하지 않는 사람들의 의사소통을 돕는 일이며, 원활한 의사소통을 위해서는 발음과 같은 문제로 인해 이해가 방해되는 일이 발생하지 않는 것이 바람직하기 때문이다. 또한 통역에서는 신뢰성이 중요한데 발음으로 인해 신뢰성이 확보될 수도 또는 신뢰성이 상실될 수도 있다. 발음을 쉽게 고치기는 쉽지 않으나 발음은 습관의 문제이기도 하므로 꾸준한 연습으로 개선하는 것이 좋다.

틀리기 쉬운 발음을 정리해 보면 다음과 같다.

1) 장단음

장음을 단음으로 발음할 경우 전혀 다른 뜻으로 오해될 수 있다.

おかあさん ↔ おかさん
おばあさん ↔ おばさん
おじいさん ↔ おじさん
つうち ↔ つち
めいし ↔ めし
せいかい ↔ せかい
こおり ↔ こり

2) 촉음

많은 사람들이 그다지 신경 쓰지 않고 넘어가는 것이 촉음이다. 촉음을 발음할 때는 충분히 시간을 갖고, 간격을 두고 하는 것이 좋다. 한국어의 사이시옷과 같은 발음이기는 하나 조금 길게 발음하도록 한다. 짧게 발음할 경우 단음으로 들릴 수 있다.

さっか
はっきり
そっくり

あっさり
はっしん
いっすん
いっぽう

3) 발음(撥音)

ん은 다음에 오는 음절에 따라 발음이 변한다. 그래서 잘못 발음하는 경우가 많은 것 같다. 규칙을 외우는 것도 중요하지만 직접 본인의 입으로 발음하면서 몸으로 익히도록 하는 것이 바람직하다.

ば、ぱ、ま(m)
　えんぴつ
　せんぷうき
か、が、ざ、た、な、ら(ng)
　ぶんか
　もんく
　ぶんつう
　しんるい
あ、さ、は、や、わ(n-ng)
　はんい
　けんさ
　こんやく

4) 탁음

청음과 탁음의 중간쯤이 되게 발음하는 경우가 많으나 'が행', 'だ행'의 발음은 한국어의 '가'나 '다'보다 탁하게 발음하는 것이 좋다.

　がか
　げた

だいがく
みかづき
どろぼう
びんせん
ばら

5) ざ、ず、ぜ、ぞ

Z 발음은 한국인에게 조금 어려운 발음이다. じゃ, じゅ, じぇ, じょ가 아닌 Za, Zu, Ze, Zo 발음이 되도록 되풀이 연습하는 것이 좋다.

ざぶとん
じしん
ぎんざ
みず
ぞうさん

6) は、ひ、ふ、へ、ほ

は행이 어중에 위치할 때 h 발음을 하지 않는 경우가 많다. 예를 들어 'にほん'을 '니혼'이 아닌 '니온'이라고 하는 경우인데, は행이 어중에 왔을 때 ㅎ 발음이 정확히 들리도록 연습하도록 한다.

にほん
ごはん

7) か행、た행

か행과 た행이 어중에 왔을 때 'ㅋ'이나 'ㅌ'보다는 'ㄲ'이나 'ㄸ' 발음이 되도록 한다. 습관으로 굳어버린 경우가 많으므로 반복 연습하여 몸으로 익히도록 하는 것이 중요하다.

6. 통역을 위한 준비단계

통역은 A 언어와 B 언어를 모두 잘 구사한다고 되는 것이 아니다. 말하는 이가 말하고자 하는 바를 정확하게 파악하고 이를 가감 없이 듣는 이에게 전달해야 한다. 이를 위해 통역의 준비단계라고도 할 수 있는 몇 가지 연습을 꾸준히 하는 것이 좋다. 운동선수들이 해당 분야의 운동뿐만 아니라 기초체력을 단련하는 훈련을 하는 경우와 같은 것이라 생각하면 좋을 것이다. 당장에 효과를 보지는 못할지라도 꾸준히 노력하다 보면 통역에 큰 도움이 될 것이다.

준비단계 훈련으로는 ① B 언어 섀도잉(shadowing), ② B 언어 딕테이션(dictation), ③ 메모리하기/요약하기, ④ 발표하기, ⑤ 시역 등이 있다.

각각 통역의 양대축인 이해와 표현에 도움이 되는 훈련이다. B 언어뿐만 아니라 A 언어로도 같은 훈련을 꾸준히 하는 것이 좋다.

1) B 언어 섀도잉(shadowing)－표현 연습

섀도잉은 출발어를 듣고 같은 출발어로 반복해서 말하는 연습이다. 통역의 표현을 위한 연습으로 활용할 수 있다. 일각에서는 동시통역 연습을 위해 행해지기도 하나, 엄밀히 말하면 동시통역 연습이라기보다는 발음, 억양 교정 연습이라고 하는 것이 좋을 것이다.

방법

0.5~1초 정도의 간격을 두고 화자의 발화를 그림자처럼 따라 한다. 처음에는 화자가 말하는 대로 똑같이 발화하도록 한다. 내용을 생각하면서 발화하지 말고 들리는 소리를 따라 하도록 한다. 글씨를 떠올리게 되면 기존의 습관대로 발화할 수도 있으므로 단어의 표현이나 뜻은 생각하지 말고 무작정 따라 한다. 조금 익숙해지고 본인의 발화를 모니터링할 수 있게 되면 화자의 발화 내용, 뜻을 생각하며 섀도잉하도록 한다.

특장점

발음 교정, 억양 교정, 익숙하지 않은 표현을 입에 붙임.

유의점

본인의 발음을 모니터링해야 한다. 화자의 발화를 들으면서 발화함과 동시에 자신의 발화를 들으며 화자의 발음과 똑같이 발음하고 있는지 모니터링한다. 화자 발화 청취－발화－자신의 발화 청취를 동시에 진행하는 것이 처음에는 어려울 수 있으나 반복적인 연습을 통해 가능할 것이다. 본인의 발화를 모니터링해야만 자신의 나쁜 습관을 고칠 수 있으므로 힘이 들어도 반드시 모니터링 하도록 한다. 경우에 따라서 녹음을 하여 나중에 청취하는 것도 좋다.

2) B 언어 딕테이션(dictation) – 이해 연습

통역의 이해를 위한 연습. 소리를 듣고 의미를 생각하는 훈련으로 평이적인 내용보다 전문적인 내용일수록 도움이 된다. 타이핑을 하는 것도 좋으나 손으로 직접 딕테이션을 하면 익숙하지 않은 한자를 동시에 익힐 수도 있다. B 언어의 딕테이션뿐만 아니라 A 언어 딕테이션도 도움이 될 것이다.

방법

동영상 또는 음성 데이터를 들으면서 받아쓰기를 한다. 잘 안 들리는 부분은 되풀이 듣는다. 들리기는 하나 정확히 뜻을 이해하지 못할 경우에는 앞뒤 문맥을 보고 예측하도록 한다.

특장점

- 다양한 표현방법이나 새로운 단어 등을 듣기만 하는 것이 아니라 받아 적음으로써 보다 확고하게 자신의 것으로 만들 수 있다.
- 귀가 트이고 외국어 리스닝(listening)에 많은 도움이 될 것이다. 그러므로 텍스트는 어려우면 어려울수록 좋다.
- 이해력 향상에 도움이 된다. 받아쓰기를 하기 위해서는 단순한 리스닝이 아니라 comprehension을 해야 가능하기 때문이다.
- 예측을 하며 듣는 연습을 하게 된다.

유의점

텍스트 전체를 듣고 말하고자 하는 내용을 이해한 후 딕테이션을 시작한다. 일본어에는 동음이의어가 많으므로 텍스트 내용을 충분히 이해하고 문장을 완성하도록 한다. 화자의 발음이 항상 정확하지는 않다. 잘 알아듣지 못하는 부분은 되풀이하여 듣도록 하고 그래도 알 수 없을 경우에는 앞뒤 문맥을 고려하여 단어나 표현을 유추하도록 한다. 부정확한 부분은 사전을 검색하여 문맥에 맞는지 확인하도록 한다.

3) 메모리 연습/요약 연습－이해 연습, 표현 연습

통역의 이해 및 표현을 위한 연습이다. 읽어 주는 텍스트를 듣고 그 내용을 원래 텍스트의 흐름대로 기억하여 재생하는 것을 메모리, 요약하여 재생하는 것을 요약이라 한다. 텍스트에서 사용된 단어나 어휘를 그대로 재생할 필요는 없으며 동일한 의미, 동일한 정보를 표현하는 단어나 어휘를 사용해도 된다. 읽어 준 텍스트를 조사 하나 틀리지 않고 재생하는 것은 단순한 기억력 훈련이며, 이는 여기서 하고자 하는 통역을 위한 메모리 훈련과는 다르다. 표현이 조금 다르고 단어가 다르더라도 말하고자 하는 바를 잘 이해하고 재생하였는지에 중점을 두어야 한다. 메모리나 요약 연습은 혼자 하기는 쉽지 않으므로 2~3명의 스터디 파트너와 함께하는 것이 좋다.

메모리 연습방법

한 사람이 텍스트를 짧게 읽어 주고 그 내용을 다른 사람이 재생한다. 재생이 끝난 후에는 텍스트를 읽어 준 사람이 이해 부족으로 인한 재생 오류, 정보 부족으로 인한 오류 등을 지적한다. 읽어 주는 텍스트의 길이를 조금씩 늘려가도록 한다.

요약 연습방법

한 사람이 텍스트를 조금 길게 읽어 주고 그 내용을 다른 사람이 요약하여 재생한다. 재생이 끝난 후에는 텍스트를 읽어 준 사람이 이해 부족으로 인한 재생 오류, 정보 부족으로 인한 오류 등을 지적한다. 텍스트는 서술형보다는 논리관계가 분명한 것이 좋다.

특장점

이해력을 향상시킬 수 있으며 동시에 매끄러운 재생 연습에도 도움이 된다.

유의점

- 텍스트는 논리관계가 분명한 것이 좋다.
- 재생할 때 더듬거나 한 말을 다시 하지 않도록 한다.
- 오류를 지적할 때에는 단어나 어휘 차원이 아닌 문장 또는 의미 레벨에서 하도록 한다.

4) 발표하기–표현 연습

단순히 말을 하는 것이 아니라 청중의 이해를 고려하여 말하도록 한다. 통역은 단순히 전달만 하는 것이 아니라 듣는 이가 이해를 할 수 있도록 도와야 한다. 말만 하고 그치는 것이 아니라 듣는 이의 이해를 촉진하기 위한 다양한 방법을 구사해야 한다. 이를 위해 억양과 매너는 물론 사용하는 어휘, 표현 등도 듣는 이의 눈높이에 맞춰 발화하도록 노력해야 한다.

유의점

발표 시에는 다음과 같은 점에 각별히 유의하도록 한다.

(1) 시선 처리

화자의 자신감 있는 시선이 청중에게 신뢰감을 준다. 자연스러운 시선 처리가 발표의 질을 크게 좌우하게 된다. 시선의 부담감을 줄이기 위해서는 청중들 머리 위쪽을 바라보는 방법이 있다. 자신에게 주어진 시간의 50% 이상을 청중을 바라보는 데 쓰는 것이 좋다.

(2) 발음, 목소리

자신의 의사를 잘 전달하기 위해서는 목소리와 발음이 분명해야 한다. 바르기, 크기, 높이, 깊이, 쉬기, 힘주기 등을 잘 조절해서 발표하도록 한다.

(3) 자세

허리를 곧게 펴고 당당한 자세로 걸어 나간다. 두 발은 어깨 넓이로 펴고 체중이 양쪽 발에 균등하게 배분되도록 하고 허리와 어깨를 펴고 머리를 똑바로 든다. 마이크와 입술의 간격은 보통 10~30cm를 유지하도록 하고 마이크가 입술 위, 코 바로 아래에 오지 않도록 한다.

(4) 제스처

제스처는 내용을 강조하거나 쉽게 이해시키기 위해서 신체를 의도적으로 움직이는 것을 말한다. 효과적인 제스처는 크고 분명하게 하며 스피치에 맞춰 변화시키도록 한다.

5) 시역(sight Translation) – 이해 및 표현 연습

시역이란 주어진 텍스트를 눈으로 보면서 의미 단위로 끊어 그 자리에서 구두로 통역하는 행위를 일컫는 것으로 텍스트를 받자마자 바로 처음부터 통역하는 것이 아니라 우선은 주어진 텍스트를 짧은 시간에 전체적으로 한 번 훑어보고 통역에 들어가는 방식이다.

여기서 중요한 것은 단어 단위로 통역해서는 안 된다는 점이다. 시역을 할 때는 의미 단위로 끊어서 통역을 한다. 의미 단위는 단어가 될 수도 있고 구나 절이 될 수도 있으며 한 문장이 될 수도 있다. 시역을 할 때는 최대한 빨리 의미 단위를 파악하여 끊어 통역하도록 한다. 시역은 활자 텍스트를 보면서 하는 것이므로 활자 표현에 얽매이기 쉽다. 그러므로 활자의 겉모습이 아닌 속 모습, 다시 말해 의미에 집중하도록 해야 한다.

연습방법

텍스트를 먼저 한 번 훑어본다. 훑어볼 때 어려운 단어나 이해가 잘 안 되는 단어는 체크해 둔다. 다음으로 체크한 단어의 뜻을 검색한다. 검색한 단어의 뜻을 텍스트에 작게 메모한다. 이어서 곧바로 시역을 시작한다. 눈으로 텍스트를 보면서 구어로 통역한다. 이때 녹음을 하도록 한다. 녹음한 것을 본인이 듣고 부자연스러운 표현이나 잘못 통역된 부분이 있는지 체크하고 수정하도록 한다.

특장점

- 많은 다양한 텍스트를 접함으로써 다양한 형식의 텍스트 스타일을 경험할 수 있고 많은 어휘를 접할 수 있다.
- 혼자 통역 연습을 할 수 있다. 통역 연습은 보통 2명 이상이 함께하는 경우가 많으나 시역은 혼자서도 통역을 연습할 수 있다. 시역한 것을 녹음하여 본인이 듣고 잘못된 곳이나 부자연스러운 곳을 체크할 수 있다.

유의점

- 원문의 단어나 표현에 집착하지 않도록 한다. 자연스러운 도착어로 통역하도록 한다.
- 텍스트는 문어로 되어 있으나 문어체로 통역하지 않는다. 구어체로 바꾸어 통역하며 완벽한 문장이 되도록 하기보다는 듣고 단번에 이해할 수 있도록 통역하는 것이 바람직하다.

7. 통역 연습

1) 糖尿病
2) 椎間板ヘルニア
3) 脂肪吸引
4) 緑内障
5) 不眠症
6) 小児科
7) 薬局
8) 検査
9) 膵癌
10) ピロリ菌
11) 食事療法

이 단원에서는 각 주제별로 4개 영역으로 나누어 통역 연습을 하도록 하였다.

① 단어 연습에서는 주제 텍스트에 나오는 일본어 단어를 표로 정리해 놓았다. 각 단어의 읽는 방법과 한국어 표현을 찾아서 새로운 단어를 익히도록 한다.

② 대화 연습에서는 주제에 맞는 대화체가 제시된다. 먼저 대화를 끝까지 읽어 보고, ① 단어 연습을 참조하여 모르는 단어나 익숙하지 않은 단어를 체크하거나 적어 둔다. 그러고 나서 대화 내용을 소리 내어 통역해 본다. 앞의 '통역을 위한 준비단계'의 '시역'과 같은 방식으로 연습한다. 2명 이상이 함께할 수 있을 경우에는 한 사람 또는 두 사람이 대화를 읽어 주고 다른 사람이 통역을 하도록 한다. 이때 '노트테이킹'에서 배운 방법으로 노트를 메모하면서 대화를 듣고 통역해 보는 것이 좋다.

③ 표현 연습에서는 '대화 연습'에 나온 표현 중에서 통역하기 쉽지 않은 표현이나 새로운 표현을 정리하였다. 해당 표현의 다양한 사용법도 제시하였다.

④ 문제 풀이는 '단어 연습'이나 '표현 연습'에 나온 단어나 표현을 한 번 더 익히기 위한 연습문제로 구성되어 있다.

1) 糖尿病

(1) 단어 연습

다음 일본어 단어의 読み仮名와 한국어 표현을 써보세요. (정답은 p.118)

일본어	読み仮名	한국어
診察		
質問		
運動療法		
程度		
最近		
働く		
理想的		
有酸素運動		
お勧めする		
足腰		
筋肉		
階段		
些細		
血糖値		
一時的		
本来		
継続的		
血管内		
余分		
ブドウ糖		

일본어	読み仮名	한국어
機能		
改善		
大切		
痩せる		
肥満		
内容		
単純		
米		
麺類		
炭水化物		
多く摂る		
傾向		
確認		
噛む		
油物		
極力		
疲れる		
汗		
栄養ドリンク		
非常		
取り込まれる		
普段		
同様		
大丈夫		

일본어	読み仮名	한국어
甘いもの		
慣れる		
欲しい		
頑張る		

(2) 대화 연습

아래 대화를 이용하여 통역 연습을 해 보세요.

医者： 今日の診察は終わりましたが、何か質問はありますか。

患者： 先生、運動療法はどの程度行えば良いですか。

医者： 最近は、特に働いている人の場合は、なかなか時間を出すことができませんよね。理想的には有酸素運動を一日30分以上、週に3回以上行うことをお勧めしますが、なかなか時間がとれないという場合は、短い時間でもかまいませんので、足腰の筋肉を使うよう心がけてください。エレベーターに乗らず階段を使うといった、些細なことから始めてみましょう。

患者： 運動をすれば血糖値は下がりますか?

医者： 運動をすれば血糖値は下がるでしょう。でも、それは一時的なものに過ぎません。運動療法は本来、運動を継続的に行うことにより筋肉が使われ、それによって血管内の余分なブドウ糖を減らすことのできる機能を改善するためのものです。ですから、継続することが大切です。

患者： 先生、必ず痩せるようにしなさいといわれるのですが、どうすれば痩せるでしょうか。

医者： そうですね。簡単に痩せろといわれても難しいですよね。糖尿病の方の中には肥満のある方が多いのですが、食事の内容を聞いてみますと、多くは単純に食べすぎの場合が多いようです。特に、米や麺類などといった炭水化物を多く摂られたり、油物を摂りすぎている傾向が見られます。ですから、まずはご自分の食事の内容をご確認ください。それから、とにかく良く噛んで時間をかけて食べる、油ものを極力減らす、米を今まで食べていた量よりも減らす、寝る前の3時間は何も食べない、などを心がけてみてください。

患者： 先生、疲れたり汗をかいたりしたときには栄養ドリンクをよく飲むのですが、やはりよくないのでしょうか。

医者： そうですね。栄養ドリンクはブドウ糖を使用しているものがほとんどです。疲れたり汗をかいたときには血糖値が下がりますので、この時に栄養ドリンクを飲むと、ブドウ糖が体に非常に取り込まれやすいため、血糖値が上昇して疲れがとれたように感じます。でも、普段から血糖値の高い糖尿病の人が飲んでしまうと、とんでもなく血糖値が高くなってしまいます。栄養ドリンクだけでなくスポーツ・ドリンクなどにも同様のことがいえますので気をつけてください。

患者： カロリーオフのドリンクなら飲んでも大丈夫でしょうか。

医者： カロリーオフだからといって、カロリーが全くないわけではありません。どうしても飲みたいというのであれば、ノンカロリーやカロリーゼロを選ぶようにしてください。甘いものに慣れてしまうと甘いものばかり欲しくなってしまいますので、できるだけひかえましょう。

患者： ありがとうございました。先生に教えていただいたとおり、頑張ってみます。

(3) 표현 연습

1	時間を出す・時間をとる	시간을 내다, 시간을 잡다

- 비슷한 뜻의 다른 표현으로는 다음과 같은 것이 있다.
  - 時間を割く(じかんをさく)
  - 時間の都合をつける(じかんのつごうをつける)
  - 時間を空ける(じかんをあける)

2	(動)~するよう心がける	~하도록 마음을 쓰다, 유의하다

- 긍정문은 기본형+よう心がける, 부정형은 しない+よう心がける
- 비슷한 뜻의 다른 표현으로는 다음과 같은 것이 있다.
  - 心に留める(こころにとめる)
  - 肝に銘じる(きもにめいじる)
  - 心に刻む(こころにきざむ)
  - 目指す(めざす)
  - 気をつける(きをつける)
  - 気に掛ける(きにかける)
  - 気を配る(きをくばる)

3	食べすぎ、摂りすぎ	과식, 과다 섭취

- 동사 ます형에 「過ぎ」를 붙여 '지나치게 ~함'이라는 명사형 표현이 된다.
  예 「飲む」ます형+「過ぎ」 = 飲み過ぎ (과음)

4	(動)～てしまう	～해 버리다

• しまう는 보조동사로 동사의 연용형(て、で)과 함께 사용되며, 어떠한 동작이 완전히 끝나거나 어떠한 상태가 완성되는 것을 말한다. 끝났다는 것을 강조하거나 본의 아님, 곤란한 상황이 됨 등의 기분이 덧붙여지는 표현이다.

5	汗をかく	땀을 흘리다

• 비슷한 뜻의 다른 표현으로는 다음과 같은 것이 있다.

－汗が出る(あせがでる)

－汗を流す(あせをながす)

6	なかなか	좀처럼

• 사물의 상태나 정도가 예상 이상인 경우에 '상당히, 꽤'라는 의미로 사용되거나 혹은 뒤에 부정형을 동반하여 생각했던 대로는 또는 쉽게는 안 된다는 뜻으로 사용된다.

7	やはり	역시

• 역시, 결국, 예상대로, 마찬가지라는 뜻으로「やっぱり」,「やっぱし」등도 있다.

8	とんでもなく	엄청나게

• 기본형은「とんでもない」
• 다음과 같은 뜻으로 사용되며 본문에서는 1)의 뜻.

1) 전혀 예상치도 못하다, 상식으로는 생각할 수 없다. 의외다.

2) (비난하는 뜻으로) 큰일이다, 괘씸하다.

3) 상대방의 말을 부정하는 표현.

9	とにかく	어쨌든

- 여하튼, 아무튼, 어쨌든이라는 뜻.
- 비슷한 뜻의 다른 표현으로는 다음과 같은 것이 있다.

  – なんにしても

  – いずれにしても

  – ともかく

  – とにもかくにも

(4) 문제 풀이

가. 다음의 동사를 이용하여 '지나치게 ~하다'의 표현을 완성하세요.

1) 寝る (   )

2) 遊ぶ (   )

3) 行く (   )

나. 다음을 한국어로 번역하세요.

1) 忘れてしまうに限る。

2) 忙しい時間を割いて会議に出席した。

3) メンバーのために全力を尽くすよう心がけるつもりだ。

4) 久しぶりにバスケットで気持ちの良い汗をかいた。

다. 다음 괄호 안에 적당한 부사를 넣어 문장을 완성하세요.

1) (   ) 問題がとれない。

2) (   ) 時間に訪問してすみません。

3) 随分気をつけたのだけれども、(   ) ミスがあったんですね。

4) 難しいとは思うけれども、(   ) やってみよう。

とにかく、　　とんでもない、　　やはり、　　なかなか

2) 椎間板ヘルニア

(1) 단어 연습

다음 일본어 단어의 読み仮名와 한국어 표현을 써보세요. (정답은 p.124)

일본어	読み仮名	한국어
椎間板ヘルニア		
相談		
参る		
治療		
経過		
硬くなる		
不十分		
場合		
再度		
直る		
手術		
適応		
考慮		
年齢		
制限		
高齢		
効果		
症例		
数多く		
例えば		

일본어	読み仮名	한국어
頚椎椎間板		
幅広い		
最も		
次いで		
順		
加齢		
変性		
脊髄神経		
圧迫		
部分		
局所麻酔		
高血圧		
糖尿病		
腎障害		
可能		
長期		
入院		
必要		
体力		
自信		
不安		
後遺症		
残る		
不都合		

일본어	読み仮名	한국어
稀		
軽快		
少数		
改める		

⑵ 대화 연습

아래 텍스트를 이용하여 통역 연습을 해 보세요.

医者： 今日はどうされましたか?

患者： 私は椎間板ヘルニアがあるんですが、今日は先生にご相談に参りました。

医者： そうですか。どのようなご相談ですか?

患者： レーザー治療をすれば、椎間板ヘルニアは治るのでしょうか。

医者： そうですね。椎間板ヘルニアが大きかったり時間が経過して硬くなっている場合は、たった一回のレーザーでは不十分な場合があります。その場合は、再度のレーザーでよくなる場合もありますが、レーザー治療を2回行っても直らない場合は、手術の適応を考慮しなくてはなりません。

患者： そうですか。レーザー治療は、年齢に制限はありますか?

医者： 高齢の方で効果がみられる症例も数多くあります。例えば、頚椎椎間板ヘルニアのPLDD治療、つまりレーザー治療のケースでは、20歳代の方から70歳代の方までと幅広くなっています。最も多いのは50歳代の方で、次いで60歳代の方、そして40歳代の方という順です。

たしかに椎間板は、加齢によって変性が進むもので、それは治療によって変えられるものではありません。しかしPLDD治療によって脊髄神経を圧迫していた部分が引いていけば、痛みやしびれといった症状は良くなります。また、局所麻酔だけで済みますので、高血圧や糖尿病、腎障害のある方でも受けることが可能です。長期の入院もリハビリも必要なく、治療を行った日から歩けるほどですので、体力に自信のない方でも不安になることはありません。

患者： 治療後に後遺症が残るということはありませんか?

医者： PLDD治療後に何かしら不都合なことが起こったという例はきわめて稀であり、症状の軽快が得られなかった症例はごく少数です。

患者： そうですか。それでは、日を改めて治療を受けたいと思います。先生、有難うございました。

医者： はい、お大事に。

(3) 표현 연습

1	どうされましたか、お大事に	무슨 일이신가요?, 몸 조심하세요

- 「どうされましたか」는 접수나 진료실에서 어떠한 용건으로 왔는지를 질문하는 표현으로 사용된다. 일상생활에서는 '왜 그러세요?'라는 뜻으로 사용된다.
- 「お大事に」는 감기나 병에 걸린 사람에게 '빠른 쾌유를 빕니다' 또는 '몸을 아껴 주세요'라는 뜻으로 사용되는 인사표현의 일종이다. 병원에서뿐만 아니라 일상생활에서도 사용되는 표현이며 병원 등 의료기관에서 마지막 인사 대신 사용되는 경우가 많다.
- 비슷한 뜻의 다른 표현으로는 다음과 같은 것이 있다.

–お気をつけて(おきおつけて)
–お体を大切に(おからだをたいせつに)
–ご自愛ください(ごじあいください)

2	参りました	왔습니다

- 「行く」, 「来る」의 겸양어, 정중어이며 기본형은 「参る」.
- 동작이 미치는 상대를 존경하는 의미에서는 겸양어로 사용되고, 듣는 이에 대한 경의를 표할 때는 정중어로 사용된다. 본문에서는 정중어로 사용되었다.

3	例えば	예를 들면, 가령

- 앞서 언급한 것의 구체적 예시를 제시할 때, 비유를 제시할 때, 가정에 대한 예시를 할 때 사용된다.
- 비슷한 뜻의 다른 표현으로는 다음과 같은 것이 있다.

–言うなれば
–言ってみれば

4	つまり	즉

- 명사로 사용될 때는 다음과 같은 뜻으로 사용된다.
  1) 물건이 차 있는 상태.
  2) 사물이 다다르는 곳.
  3) 막다른 곳.
- 부사로 사용될 때는 다음과 같은 뜻으로 사용된다.
  1) 결국/요는
  2) 다시 말해/즉
- 비슷한 뜻의 다른 표현으로는 다음과 같은 것이 있다.

－つまるところ
－詮ずるところ(せんずるところ)
－結局のところ(けっきょくのところ)
－結果として(けっかとして)
－要するに(ようするに)

5	たしかに	분명

- ‘확실히’, ‘명백히’ 또는 ‘듣고 보니 분명’ 등의 뜻으로 사용된다.
- 비슷한 뜻의 다른 표현으로는 다음과 같은 것이 있다.

－本当に(ほんとうに)
－まさしく
－まさに
－間違いなく(まちがいなく)
－疑いなく(うたがいなく)
－確実に(かくじつに)
－厳然として(げんぜんとして)
－見るからに(みるからに)

6	何かしら	무엇인가, 어떠한

- 「何か知らん」이 음변화한 것으로 무엇인지 특정할 수 없는 것이나 원인이나 이유가 분명하지 않은 것을 말한다.
- 비슷한 뜻의 다른 표현으로는 다음과 같은 것이 있다.

－何らか
－どういうわけか
－なぜか

7	きわめて	지극히

- 동사 「極める」의 연용형에 접속조사 「て」를 붙여 '대단히', '지극히'의 뜻을 지니는 부사로 사용된다.
- 비슷한 뜻의 다른 표현으로는 다음과 같은 것이 있다.

－大層(たいそう)
－この上なく
－頗る(すこぶる)
－至極(しごく)
－非常に(ひじょうに)
－大変(たいへん)

8	次いで、そして	이어서, 그리고

- 「次いで」는 '다음으로, 이어서'의 뜻이며 비슷한 뜻의 표현으로는 「更に」, 「加えて」, 「その上」, 「そして」 등이 있다.
- 「そして」는 「そうして」와 마찬가지로 앞에 언급한 내용에 이어 일어난 일을 언급하며 비슷한 뜻의 표현으로는 「それから」, 「その上」, 「さらに」 등이 있다.

9	しかし	그러나

- 1) 앞서 언급한 것이나 상대방의 판단과 대립되는 내용을 언급할 때 사용, 2) 화제를 바꿀 때 '그건 그렇고'의 뜻으로 사용, 3) 감정을 실어 이야기를 할 때 사용한다.
- 비슷한 뜻의 다른 표현으로는 「だが」, 「しかしながら」, 「だけど」, 「ところが」 등이 있다.

10	済みます	끝납니다

- '일이 끝나다, 종료되다', '사태가 해결, 해소되다', '마음이 가라앉다' 등의 뜻으로 사용된다.
- '남에게 의리를 다한다, 명색이 서다'는 뜻으로도 사용되는데 부정형인 「すみません」은 '미안합니다, 실례합니다'라는 뜻의 관용표현으로 사용된다.

(4) 문제 풀이

가. 다음을 비슷한 뜻끼리 연결하세요.

例えば	○ 要するに
つまり	○ まさに
たしかに	○ 非常に
何かしら	○ 言うなれば
きわめて	○ 何らかの

나. 다음을 한국어로 번역해 보세요.

1) お客様、お迎えの車が参りました。

2) 電話で話が済むような簡単な用件。

다. 다음 괄호 안에 적당한 접속사를 넣어 문장을 완성하세요.

1) 天気は悪い。（　　　　）出発する。

2) 式を終え、（　　　　）パレードに移ります。

3) 突然あたりが暗くなり、（　　　　）大粒の雨が降り始めました。

そして、　ついで、　しかし

3) 脂肪吸引

(1) 단어 연습

다음 일본어 단어의 読み仮名와 한국어 표현을 써보세요. (정답은 p.129)

일본어	読み仮名	한국어
脂肪吸引		
相談		
幼い頃		
肥満		
効果		
体型		
場所		
皮下脂肪		
筋肉		
内臓		
周囲		
肩		
二の腕		
腹部		
太もも		
印象		
手術		
範囲		
負担		
数回		

일본어	読み仮名	한국어
体質		
差		
平均		
程度		
外側		
事前		
狭い		
原則的		
全身麻酔		
筋肉痛		
完治		
打ち身		
打撲痛		
状況		
取り除く		
皮膚		
年齢		
経過		
自然		
収縮		
料金		
費用		
異なる		
詳しい		
決める		

(2) 대화 연습

아래 텍스트를 이용하여 통역 연습을 해 보세요.

医者： 今日は脂肪吸引のご相談ですね。

患者： 私は幼い頃から肥満タイプで、どんなダイエット法も効果がなかったのですが、私のような肥満タイプでも脂肪吸引をすれば、ほっそりした体型になれますか?

医者： 脂肪吸引は、体の部分によってできる場所とできない場所があり、吸引できる脂肪も皮下脂肪のみです。筋肉の間や内臓の周囲についている脂肪は吸引できません。ただし、肩から二の腕にかかるライン、腹部、太ももとふくらはぎの脂肪吸引をおこなえば、ほっそりした印象になると思われます。

患者： そうですか。手術でどのくらいの脂肪が取り出せますか?

医者： 一度に広い範囲を脂肪吸引すると、それだけ体への負担も大きくなるので、数回に分けて行うほうが良いでしょう。吸引する場所や体質によって、吸引できる脂肪量にはかなりの差が出るのですが、例えば、腹部だと平均して2kg程度と考えてよいでしょう。脂肪は外側から見た印象とは違って、多かったり少なかったりするため事前にどれくらい吸引できるとは言いがたいです。でも、脂肪が多すぎて吸引できないということはありませんので、ご安心ください。

患者： 手術は、痛くありませんか。

医者： 顔などの狭い範囲の脂肪吸引を除くほとんどの手術は、原則的に全身麻痺をしますので、まったく痛みはありません。手術後は、筋肉痛のような痛みがある場合がありますが、長くても1週間程度で感じなくなります。ただ、痛みが消えても完治するまで、その部分が硬くなります。これは打ち身や打撲痛が治っていくときと同じ状況と思っていただければ、わかりやすいでしょう。

患者： 一度にたくさんの脂肪を取り除くと、皮膚がたるんだりしませんか?

医者： そうですね、一時的に皮膚がたるむケースもありますが、年齢が若いほど、時間の経過と共に自然に皮膚が収縮して、脂肪のない体になじんでいきます。

患者： 脂肪の量によって料金が高くなるということはありますか?

医者： 脂肪の量によって、料金が高くなるということはありません。脂肪吸引する場所によって、費用が異なるだけです。

患者： 先生、詳しい説明有難うございました。よく考えてから、手術するかどうか決めたいと思います。

医者： ご家族の方ともよく相談して決めてください。

(3) 표현 연습

1	～をすれば	～하면

- 동사 'する'의 가정형 'すれ'에 접속조사 'ば'가 붙은 것으로 '～하면'이라는 뜻이다.
- 'たら', 'れば', 'なら'는 '하면', '한다면'의 뜻이며 혼용되어 잘못 사용되는 경우가 많다.
  1) 'れば'는 현재형 가정. 일반 가정.
  2) 'たら'는 과거형 가정. 과거에 일어난 사건을 가정하는 용법과 미래에 대한 가정이 있다.
  3) 'なら'는 '동사 기본형+(の)+なら' 혹은 '(명사 or 명사구)+なら'로 사용된다. 의미는 가정이라기보다는 '～의 경우에는'과 같은 의미로 사용된다.

2	ほっそりした体型	홀쭉한 체형

- 홀쭉하고 호리호리한 모양.
- 비슷한 뜻의 다른 표현으로는 다음과 같은 것이 있다.

–ひょろりとした

–痩せた(やせた)

–きゃしゃな

–ほっそり

–スリムな

3	取り出す	꺼내다, 끄집어내다

- 용례에 따른 비슷한 표현으로는 다음과 같은 것이 있다.
  1) 환부나 불필요한 부분을 꺼내다 : 摘出(てきしゅつ)する・切除(せつじょ)する・かき出(だ)す・(～から)取(と)り除(のぞ)く・除去(じょきょ)する
  2) 전체의 일부나 필요한 부분을 꺼내다 : 出(だ)す・つまみ出(だ)す・引っ張(ひっぱ)り出(だ)す・抜(ぬ)き出(だ)す・選(えら)び取(と)る

3) 본질, 중요한 분분을 꺼내다 : 見出(みいだ)す・つかみ取(と)る・抽出(ちゅうしゅつ)する・つかみ出(だ)す

4	多かったり少なかったり	많거나 적거나

- 「たり」는 병행 또는 잇달아 일어나는 동류의 동작이나 상태를 늘어놓을 때 사용하며, 늘어놓은 것 이외에도 동류의 것이 있음을 암시하기도 한다.

5	言いがたい	말하기 어렵다

- 말하기 거북하다, 표현하기 어렵다.
- 비슷한 뜻의 다른 표현으로는 다음과 같은 것이 있다.

－言いにくい (いいにくい)

－言い知れぬ (いいしれぬ)

6	長くても	길어도

- 「ても」는 접속조사로 '～했다 해도', '(～이다) 하지만'의 뜻으로 사용된다.
- 여기에서는 '길어도'라는 뜻으로 사용되었다.

7	～するかどうか	할지 말지, 여부

- 직역하면 '～ 할지 어떨지'이며, '～할지 말지'라는 뜻으로 사용된다.
- 한국어로 통역 또는 번역할 때는 앞에 나오는 단어에 따라 '～여부'라고 할 수도 있다.

  예 手術するかどうか → 수술 여부

(4) 문제 풀이

가. 다음을 한국어로 번역해 보세요.

1) 歩くなら良いが、走るならごめんだ。

2) 気温が下がれば寒くなる。

3) もし空を飛べたらどんなに楽しいだろうか。

나. 비슷한 표현을 아래에서 골라 쓰세요.

1) 取り出す(　　　　　　　　　　)

2) ほっそり(　　　　　　　　　　)

3) 言いがたい(　　　　　　　　　　)

言いにくい、　　摘出する、　　ひょろり

4) 緑内障

(1) 단어 연습

다음 일본어 단어의 読み仮名와 한국어 표현을 써보세요. (정답은 p.133)

일본어	読み仮名	한국어
腫れる		
痛い		
我慢		
両方		
右側		
理由		
詳しい		
説明		
最初		
蛍光灯		
光		
ひどくなる		
涙		
出始める		
右目		
頭		
吐き気		
吐く		
経験		
家族の方		

일본어	読み仮名	한국어
症状		
緑内障		
眼圧		

(2) 대화 연습

医者： どうされましたか?

患者： 目がとても腫れて痛くて、我慢ができません。

医者： 両方の目が痛いのですか?

患者： 右側だけです。

医者： 痛み出して、どのくらいですか?

患者： 二時間位です。

医者： 特に理由はありますか?

患者： いいえ、特にありません。

医者： どのように痛みだしたか、詳しく説明してください。

患者： 最初は蛍光灯の光の周りがぼやけて見えたんですが、その後目が赤くなってきて涙が出始めました。それから、右目が痛み始めたんですが、痛みがひどくなる一方で…。目も良く見えないし、頭も痛いし、吐き気がして何度も吐きました。

医者： 今までに、同じような経験はありますか?

患者： はい、何度かあったんですが、こんなにひどいのは初めてです。

医者： 家族の方に同じような症状をお持ちの方がいますか?

患者： 母が、緑内障です。

医者： あなたも緑内障のようですね。それでは、眼圧を測ってみましょう。

(3) 표현 연습

1	腫れる	붓다

- 염증 등으로 피부가 부풀어 오른다는 뜻.
- 비슷한 뜻의 다른 표현으로는 다음과 같은 것이 있다.
  - 腫れ上がる(はれあがる)
  - 脹れる(ふくれる)
  - 浮腫む(むくむ)

2	我慢する	훌쭉한 체형

- 「我慢」에는 다음과 같은 뜻이 있다.
  1) 참는 것, 견디는 것.
  2) 고집, 억지를 부림.
  3) 불교의 아만. 자기를 높이 생각하고 남을 경멸함.
- 「我慢」이 들어가는 복합어에는 '참을성이 많다, 인내심이 강하다'라는 뜻의 「我慢強い」가 있다.

3	痛み出す	아프기 시작하다

- 동사 연용형에 붙어 다음과 같은 뜻으로 사용되며 여기에서는 2)의 뜻이다.
  1) 그렇게 함으로써 외부나 표면에 드러나게 되는 것을 뜻한다.
     예 見つける＋出す：見つけ出す
  2) 어떠한 동작을 시작한다.
     예 降る＋出す＝降り出す
     笑う＋出す＝笑い出す

4	ぼやけて見える	흐릿해 보이다

- 흐릿해지다. 희미해지다. 부해지다. 멍해지다.
- 비슷한 뜻의 다른 표현으로는 다음과 같은 것이 있다.

–薄くなる(うすくなる)

–ぼんやりする

–ほんのりする

5	涙が出始める	눈물이 나기 시작하다

- 동사 연용형에 붙어 그 동작이 시작되는 것을 뜻한다.

예 歩く＋始める＝歩き始める

咲く＋始める＝咲き始める

使われる＋始める＝使われ始める

(4) 문제 풀이

가. 다음 동사에 '出す'를 붙여 낱말을 완성하고 그 뜻을 쓰세요.

1) 泣く＋出す ＝ (　　　　　　　　　　) (　　　　　　　　　　)

2) 歩く＋出す ＝ (　　　　　　　　　　) (　　　　　　　　　　)

3) 言う＋出す ＝ (　　　　　　　　　　) (　　　　　　　　　　)

나. 다음 동사에 '始める'를 붙여 낱말을 완성하고 그 뜻을 쓰세요.

1) 使う＋始める ＝ (　　　　　　　　　　) (　　　　　　　　　　)

2) 笑う＋始める ＝ (　　　　　　　　　　) (　　　　　　　　　　)

3) 走る＋始める ＝ (　　　　　　　　　　) (　　　　　　　　　　)

5) 不眠症

(1) 단어 연습

다음 일본어 단어의 読み仮名와 한국어 표현을 써보세요. (정답은 p.137)

일본어	読み仮名	한국어
不眠症		
寝つきが悪い		
目が覚める		
睡眠の質		
疲れが残る		
症状		
胸が苦しい		
動悸		
目まい		
横になる		
目をつぶる		
昼寝		
息が苦しい		
気力がない		
物忘れがひどい		
舌		
食欲		
下痢気味		
汗をかく		
汗だくになる		

일본어	読み仮名	한국어
生理血		
服用		
鎮痛剤		
朦朧		

(2) 대화 연습

医者： どうされましたか?

患者： 不眠症なんです。よく眠れません。

医者： 眠れなくなって、どのくらい経ちますか?

患者： 母が亡くなってからです。５年くらいになります。あの時は、本当につらかったです。

医者： 不眠症は具体的にどのようにあらわれますか。

患者： 寝つきが悪いんです。少しでも音がすると目が覚めますし、目が覚めてしまうと、もう眠れなくなってしまいます。以前は、1日4～5時間程度は眠れたのですが、この2ヵ月は長くて３時間程度しか眠れません。眠っても夢を見てしまうので、睡眠の質もとても悪いです。目が覚めた後も、疲れが残っている感じです。

医者： 具体的には、どのような症状がありますか?

患者： 胸が苦しくて、動悸もありますし、目まいがします。なかなか眠れないので起きて新聞でも読もうとするのですが、目まいがしてしまいます。それで、横になるのですが、外が明るくなるまで寝つけず、結局、目をつぶったまま朝になってしまいます。

医者： 昼間はどうですか? 昼寝はしていますか?

患者： 昼間は全く眠れません。昼間に仕事や運動をして夜眠れるようにしているのですが、余計眠れなくなってしまって…。疲れれば疲れるほど、不眠症がひどくなるようです。

医者： お勤めはしてらっしゃいますか?

患者： 会社には行かなくてはなりませんので。一日中とても疲れて、少しでも緊張すると息が苦しくなって、気力がなくなります。物忘れもひどくなりました。

医者： 舌を見せてください。

患者： はい。

医者： 食事はされてますか?

患者： 食欲があまりないんです。一日中何も食べなくてもお腹がすきません。でも、できるだけ沢山食べるよう心がけています。

医者： おトイレは、どうですか?

患者： 下痢気味です。

医者： 汗は、かなりかきますか?

患者： 夜はましなんですが、昼間は体を少し動かしただけでも汗をかきます。特に、通勤の時は、朝オフィスに着くと全身汗だくになっています。

医者： 寒さはどうですか?

患者： あまり寒さは感じません。ただ、暑い真夏日でもそんなに暑いとは感じません。

医者： 生理はどうですか?

患者： ここ数年間、生理が10日位続きます。量はあまり多くないです。

医者： 生理血の色はどうですか?

患者： 赤いですけれども、以前より色が薄くなってきたようです。

医者： これまで薬を服用されたことはありますか?

患者： 鎮静剤を飲んだことがあるんですが、量が少ないと効果がないし、沢山飲むと昼間は朦朧としてしまいます。なので、最近は飲んでいません。

(3) 표현 연습

1	5年くらい	5년 정도

- 부사・명사 및 활용어 연체형에 붙는다.
  1) 대략적인 분량・정도를 뜻한다.
     예 5歳くらいの女の子。(5살쯤 되는 여자아이)
  2) 대략적인 기준이 되는 사건을 뜻한다.
     예 声も出ないくらい驚いた。(말을 할 수 없을 정도로 놀랐다.)
  3) 사실이나 상태를 두고 정도가 가벼운 것 또는 무거운 것으로 강하게 주장하는 뜻으로 사용된다.
     예 あんな風に言われるくらいなら、提案しなければよかった。
     (그런 식으로 평가될 것이면 제안하지 않을 것을 그랬다.)

2	どのように	어떻게

- 비슷한 뜻의 다른 표현으로는 다음과 같은 것이 있다.
  - どんなふうに
  - どういうように
  - どういうふうに
  - どういったように
  - どういったふうに
  - 如何に(いかに)

3	寝つき	잠드는 것

- '잠드는 것'이라는 뜻으로 뒤에 '良い', '悪い' 등이 붙어 '쉽게 잠들다' 또는 '쉽게 잠들지 못하다' 등의 뜻으로 사용된다.
  - 寝つきが良い(ねつきがよい) 쉽게 잠들다
  - 寝つきが悪い(ねつきがわるい) 쉽게 잠들지 못하다

-寝つきが早い(ねつきがはやい) 잠드는 것이 빠르다
-寝つきが遅い(ねつきがおそい) 잠드는 것이 느리다

4	目が覚めてしまう	잠이 깨버리다

- 「目が覚める」는 '잠이 깨다'는 관용 표현.
- '잠에서 깨다'라는 뜻 외에도 '눈이 뜨이다, 깨닫다'라는 뜻으로도 사용된다.
  예 放蕩のあげくやっと目が覚めた。(방황 끝에 드디어 눈이 뜨였다.)

5	3時間程度しか	3시간 정도밖에

- 「しか」는 명사, 명사적 어휘, 동사의 연체형, 형용사나 형용동사 연용형, 일부 조사나 조동사 등에 붙는다.
- 뒤에 부정형을 동반하며 특정한 사물 이외의 것을 부정하는 뜻.
  예 これしか方法はない。(이것밖에 방법은 없다)

6	新聞でも読む	신문이라도 읽다

- 「でも」는 조사로 「ても」와 같으며 명사 또는 명사에 준하는 어휘나 조사에 붙는다. 다음과 같은 뜻으로 사용되며 여기에서는 3)의 뜻.
  1) 사물의 일부분을 들어 '다른 경우 더욱'이라는 것을 유추하게 하는 뜻으로 사용된다.
     예 私でもできる。(나라도 할 수 있다.)
  2) 특별한 것처럼 보이는 일들이 다른 일반적 경우가 마찬가지라는 뜻을 표현한다.
     예 意志の強い人でも癌には勝てない。(의지가 강한 사람이라도 암은 이길 수 없다.)
  3) 사물을 분명하게 말하지 않고 한 예로 제시한다.
     예 怪我でもしたら大変。(다치기라도 하면 큰 일)
  4) 불특정한 것을 지시하는 「なに (なん)」, 「だれ」, 「いつ」, 「どこ」 등에 붙어 모든 것에 해당된다는 뜻으로 사용된다.
     예 何でも良いです。(뭐든 좋습니다.)

7	横になる	자리에 눕다

- 몸을 옆으로 눕힌다는 뜻으로 자리에 눕는다는 뜻.
- 다른 표현으로는「からだを横たえる」,「寝る」 등이 있다.

8	余計	오히려, 더

- 부사(副詞)이며 정도나 분량이 증가하여 부질없고, 쓸데없는 것을 말한다.
- 비슷한 표현으로는「もっと」,「なおさら」 등이 있다.

9	食事をされる	식사를 하시다

1)「される」는「する」의 존경어, 2)「する」의 수동형의 2가지 용법이 있으며 여기에서는 1)의 존경 표현이다.

10	下痢気味	설사기

- 「気味」는 접미어로 명사나 동사 연용형에 붙어 그와 같은 경향이나 상태가 있는 것을 뜻한다.

  예) 風邪＋気味＝風邪気味(かぜぎみ)

  焦る＋気味＝焦り気味(あせりぎみ)

  太る＋気味＝太り気味(ふとりぎみ)

11	まし	낫다

- 한자로는「増し」라고 쓰며 뜻은 다음과 같다.
- 명사로 사용될 경우 다음의 2가지 뜻이 있다.

  1) 늘어나는 것, 증가하는 것.

2) 비율, 수량, 기간 등을 나타내는 단어에 붙어 그만큼 늘어났다는 뜻으로 사용된다.

예 二割ましの売り上げ。 (20% 증가한 매출)

• 형용동사로 사용될 경우, '굳이 말하자면 다른 것보다 우수하다'는 뜻으로 사용된다.

예 これでもないよりましだ。 (이것도 없는 것보다 낫다.)

(4) 문제 풀이

가. 다음의 뜻을 한국어로 쓰세요.

1) 寝つきが良い (   )

2) 寝つきが悪い (   )

3) 寝つきが早い (   )

4) 寝つきが遅い (   )

나. 아래 조사를 사용하여 다음 문장을 완성하세요.

1) いくら言い聞かせ(   )、わからない。

2) ティースプーン一杯(   )のお塩を入れて調味する。

3) その事を知っているのは彼女(   )いない。

くらい、　しか、　ても

6) 小児科

(1) 단어 연습

다음 일본어 단어의 読み仮名와 한국어 표현을 써보세요. (정답은 p.142)

일본어	読み仮名	한국어
熱		
お昼		
お腹		
ご飯		
夕方		
夜中		
便		
硬め		
夜通し		
高い熱		
他		
腕		
脚		
内診		
激しい		
咳		
充血		
熱風邪		
続く		
薬		

일본어	読み仮名	한국어
解熱剤		
程度		
再来院		
抗生剤		
必要		
様子		
沢山		
十分		
訳		
食欲		
問題		

(2) 대화 연습

医者： 今日はどうされましたか? お子さんは熱がありますね。

患者の母： 昨日のお昼からお腹が痛いといってご飯を食べなかったんですが、夕方になって熱が出はじめました。夜中におトイレに2回行きました。便は硬めでした。お腹が痛いというのでマッサージをしたんですが、夜通し高い熱が出ました。

医者： 他にどこか悪いところはありませんか?

患者の母： 腕や脚が痛いというので、マッサージをしました。

医者： 内診してみましょう。

医者： 激しい咳をするということはないですか?

患者の母： はい。

医者： 口を開いてみようか。ア～してごらん。

医者： 耳も見てみましょう。

医者： 口の中が充血していますね。熱風邪の場合、充血することがあります。腕や脚が痛むのも熱のせいですね。熱は2～3日続くこともあります。薬はあまり強くないものを出しましょう。解熱剤程度です。3日後にも熱が下がらないようでしたら、再来院してください。

患者の母： 抗生剤は飲まなくても良いんですか?

医者： まだ飲む必要はないと思います。3日後にも熱が下がらないようでしたら、様子を見て決めましょう。水を沢山飲ませて、十分休ませてください。

患者の母： ご飯をあまり食べてくれないんです。

医者： お腹が痛いから食べられないという訳ではないですよね。

患者の母： 食欲がないようです。食べたくないと言うんです。

医者： 食欲がないから食べないということでしたら、特に問題はありません。好きなものを食べさせてください。薬をちゃんと飲ませて、3日後にも熱が下がらないようでしたら、再来院してくださいね。それでは、お大事に。

患者の母： 有難うございます。

(3) 표현 연습

1	熱が出る	열이 나다

- 「熱」은 열이라는 뜻이며 「熱」이 들어가는 표현에는 다음과 같은 것들이 있다.
  1) 熱が冷める。(ねつがさめる) 열이 식다.
  2) 熱に浮かされる。(ねつにうかされる) 고열로 의식이 혼미해지다.
  3) 熱を上げる。(ねつをあげる) 열을 올리다.
  4) 熱を吹く。(ねつをふく) 기염을 토하다.
  5) 熱を入れる。(ねつをいれる) 열을 띠다. 열심히 하다.
  6) 熱が下がる。(ねつがさがる) 열이 내리다.

2	硬め	딱딱한 편

- 「め」는 접미어로 다음과 같은 뜻으로 사용된다.
  1) 순서 · 순번을 나타내는 말.
     예 3代め(3대째), 10年めに(10년 만에)
  2) 동사 연용형에 붙어 그 상태에 있음, 또는 그 상태에 있는 곳을 나타낸다.
     예 別れめ(갈라지는 곳, 갈라설 때)
  3) 형용사 어간에 붙어 그와 같은 성질이나 경향을 가지고 있음을 나타낸다.
     예 細め(좁은 편), 長め(긴 편)

3	夜通し	밤새도록

- 밤사이에 계속 하는 것. 부사로도 사용된다.
  예 夜通し語り明かす(밤새 이야기하다)
- 비슷한 뜻의 다른 표현으로는 다음과 같은 것이 있다.
  - 夜明かし(よあかし)
  - 夜更かし(よふかし)

- 一晩中(ひとばんじゅう)
- 徹夜(てつや)
- 夜なべ(よなべ)

4	熱風邪	열 감기

- 「熱(ねつ)」은 '열'이며 「風邪(かぜ)」는 감기라는 뜻으로 열 감기를 말한다.
- 그 외 감기 종류로는 다음과 같은 것이 있다.
  - 喉風邪(のどかぜ) 목감기
  - 鼻風邪(はなかぜ) 코감기
  - 夏風邪(なつかぜ) 여름감기
  - 流行り風邪(はやりかぜ) 인플루엔자
  - お多福風邪(おたふくかぜ) 볼거리

5	薬を出す	약을 처방하다

- 약을 처방하다는 뜻으로 「薬を処方する」와 같은 뜻으로 사용된다.
- 병원에서 사용되는 구어적 표현이라 할 수 있다.

(4) 문제 풀이

가. 다음을 한국어로 번역해 보세요.

1) 熱が冷める。(   )

2) 熱に浮かされる。(   )

3) 熱を上げる。(   )

4) 熱を入れる。(   )

나. 다음을 일본어로 쓰세요.

1) 목감기(   )

2) 코감기(   )

3) 여름감기(   )

4) 인플루엔자(   )

5) 볼거리(   )

7) 薬局

(1) 단어 연습

다음 일본어 단어의 読み仮名와 한국어 표현을 써보세요. (정답은 p.146)

일본어	読み仮名	한국어
風邪をひく		
喉が痛い		
痰がからむ		
鼻水がでる		
熱がある		
風邪薬		
アレルギー		
相性		
副作用		
眠気		
口が渇く		
便秘気味		
発疹		
発赤		
痒み		
吐き気		
嘔吐		
食欲減退		
めまい		
血尿		
服薬		

(2) 대화 연습

患者： こんにちは。

薬剤師： はい、どうされましたか?

患者： 風をひいたようなのですが

薬剤師： それは、いけませんね。どんな症状ですか?

患者： 喉が痛くて、痰もからみますし、鼻水も出ます。頭も少し痛くて、熱もあります。

薬剤師： なるほど。わかりました。こちらが風邪薬コーナーです。

患者： そうですか。どんな薬がよいのでしょう。

薬剤師： 薬や食べ物で何かアレルギーはありますか?

患者： 特にありません。

薬剤師： それでは、現在ご使用中のお薬はありますか?

患者： いいえ、ありませんが。どうしてですか?

薬剤師： ご使用中のお薬との相性も大切なので･･･この薬がいいと思いますが、特に気になることはありますか?

患者： そうですね、副作用はありますか?

薬剤師： 眠気がしたり、口が渇いたり、少し便秘気味になる場合もあります。発疹や発赤、全身の痒み、吐き気や嘔吐、食欲減退、めまい、血尿などが現れたら、服薬を中止してご相談ください。

患者： わかりました。では、そのお薬をください。

薬剤師： はい。550円です。お大事に。

(3) 표현 연습

1	風邪をひく	감기에 걸리다

- '감기에 걸리다' 또는 '약 등이 공기나 습기에 접촉되어 변질된다'는 뜻으로 사용된다.
- 「風邪にかかる」라고도 한다.

2	痰がからむ	가래가 끓다

- 「痰」은 가래라는 뜻이다.
- 「痰」이 들어간 단어에는 다음과 같은 것이 있다.
  - 禁痰(きんたん) 가래침 뱉는 것을 금함.
  - 検痰(けんたん) 병균이 있는가를 조사하기 위한 가래검사.
  - 痰吐き(たんはき) 가래 뱉는 그릇.
  - 去痰(きょたん) 목이나 기관지에 있는 담을 없앰.
  - 喀痰(かくたん) 객담. 가래를 뱉음.
  - 痰咳(たんせき) 가래와 기침.
  - 血痰(けったん) 혈담.

3	相性	궁합

- 남녀 간의 궁합을 말하거나 서로의 성격 등이 맞는 정도를 말한다.
- 「相性が良い(あいしょうがよい)」, 「相性が悪い(あいしょうがわるい)」라고 하며, 「相性が合う(あいしょうがあう)」라고는 하지 않는다.

4	眠気がする	졸음을 느끼다

- 「眠気(眠気)」는 '졸음을 느낀다'는 뜻.
- 「眠気」가 들어가는 표현으로는 다음과 같은 것이 있다.

- 眠気覚まし(ねむけざまし) 졸음을 쫓음.

5	口が渇く	입이 마르다

- 목이 마르다는 표현은「喉が渇く(のどがかわく)」이다.
- 「渇く」라는 표현은 수분이 없어져서 필요를 느끼는 것, 또는 충족되지 않은 마음이 답답함이 고조되는 것을 말한다.

(4) 문제 풀이

가. 다음을 일본어로 써보세요.

1) 가래침 뱉는 것을 금함.

2) 병균이 있는가를 조사하기 위한 가래 검사.

3) 가래 뱉는 그릇.

4) 목이나 기관지에 있는 담을 없앰.

5) 가래를 뱉음.

6) 가래와 기침.

나. 괄호에 들어갈 표현을 아래에서 골라 쓰세요.

1) 緊張のあまり(   )。

2) 暑さのせいか(   )。

喉が渇いてしまった、　口が渇いてしまった

8) 検査

(1) 단어 연습

다음 일본어 단어의 読み仮名와 한국어 표현을 써보세요. (정답은 p.149)

일본어	読み仮名	한국어
辛い		
リラックス		
膝		
顎		
うつ伏せ		
肩		
力を入れる		
姿勢を崩す		
唾		
溜まる		
垂れ流す		
汚す		
喉		
控える		
息遣い		
息が詰まる		
勘違い		
通り道		
息をする		
もらす		

일본어	読み仮名	한국어
ため息		
力を抜く		
検査		
痰		
お腹が張る		
ゲップ		
十二指腸		
胃		
皺		
辛抱		
息を止める		

(2) 대화 연습

医者： おはようございます。初めてですか? 緊張していますか?

患者： はい、初めてです。

医者： カメラ自体は辛くはないです。言った事を守ってもらえば、カメラのコツがありますので、コツが分かれば痛くないです。

患者： はい。

医者： リラックスしてください。まず、姿勢ですが、右の足を前に出します。膝をつけてください。顎を少し上げて、少しうつ伏せ気味になってください。肩に力を入れずに、このままの姿勢を守ってください。それから、目を開いててください。

患者： はい。

医者： 目をつぶってしまうと怖くて力が入ってしまいます。ですから、気持ちを落ち着けて目を開けて、この姿勢を崩さないようにしてください。いいですか。

患者： はい。

医者: カメラが入るとどうしても唾が溜まりますが、溜まったらごっくんせずに垂れ流してください。ここは汚しても構いません。ごっぐんしてしまうと、カメラを飲んでいるので、唾が胸に入りやすくなってしまいます。また、カメラが硬い分だけ喉が痛くなってしまいます。ですから、できるだけごっくんは控えてください。カメラの一番大切なコツは息遣いです。初めての方は、カメラが入ると息が詰まると勘違いされますが、空気の通り道とカメラの通り道は別々です。あわてずゆっくり息をしてください。息の仕方にはコツがあります。

フーーーーーーーッと意識してできるだけゆっくりと、もらすように、やさしいため息をしてください。これだけです。

患者： 分かりました。

医者： ハムッとかんでください。肩の力を抜いてください。それでは検査を始めます。カメラ入ります。舌の先に触ります。ゆっくりため息です。あわてずゆっくりため息です。喉に少しいやな感じがしますが、我慢して下さい。喉の痰をとります。ゆっくり息をしてください。気持ちを落ち着けてゆっくり息をして下さい。大きくゆっくり息をします。とても上手ですよ。長いため息をしてください。ゆっくり、気持ちを落ち着かせて息をします。おなかに少し空気が入ります。

お腹が張ってきますが、ゲップはガマンして下さい。ゆっくり息をしてください。あわてずゆっくり息をしてください。大きくゆっくりため息です。お腹少し押されます。お腹の十二指腸を見ます。あわてずゆっくり息をします。とっても上手です。頑張ってください。大きく大きくゆっくり息をしましょう。またお腹に少し空気が入ります。少し押されます。大きくゆっくり息をしてください。最後にお腹に少し空気が入ります。胃は皺が多いので空気を入れないとよく見えません。ので、空気を入れます。お腹が張ります。

最後に空気を抜いて楽にしますので、少し我慢してください。もう少しの辛抱です。我慢してください。ゆっくり大きく息をして下さい。

はい、では終わりにしましょう。よくがんばりました。ゆっくり息をしてください。後は、お腹の空気を抜けばおしまいです。胃の中はとてもきれいでした。息を止めてください。唾を出してもいいですよ。

どうでしたか?

患者： 大丈夫でした。

(3) 표현 연습

1	コツがある	비결이 있다

- 「コツ」는 한자로는 「骨」라고 쓰며 뜻은 다음과 같다.
  1) 화장한 죽은 자의 뼈.
  2) 사물을 잘 처리하는 요령. 호흡.
  3) 예능 등의 급소. 깊은 뜻. 또는 그것을 습득하는 능력.
- 유사어로는 다음과 같은 표현들이 있다.

  - 秘訣(ひけつ)
  - 秘伝(ひでん)
  - 奥義(おくぎ)
  - 極意(ごくい)

2	リラックスする	릴랙스하다, 편안히 쉬다

- 편안하게 쉰다는 뜻.
- 유사어로는 다음과 같은 것이 있다.

  - 寛ぐ。(くつろぐ)
  - ゆったりする。

3	うつ伏せ	엎드린 자세

- '얼굴을 아래로 향하게 하여 엎드리다', '배를 아래로 향하게 하고 눕다', '물건을 아래쪽을 향하게 하여 놓다'는 뜻이다.
- 유사 표현으로는 다음과 같은 것이 있다.

  - うつむけ
  - うつぶ

4	気持ちを落ち着ける	마음을 안정시키다

• 「気持ち」는 마음이라는 뜻 외에도 다음과 같은 뜻으로 사용된다.

1) 상대에 대한 감사의 마음이나 경조의 마음을 표현한다. 보통 겸손하게 사용한다.

　예 ほんの気持ちですが。(그저 명색뿐인 마음입니다만.)

　気持ちばかりの品を送ります。(보잘것없는 물건을 보냅니다.)

2) 부사처럼 사용되며 '아주 조금'이라는 뜻으로 사용된다.

　예 気持ち長めに切る。(아주 조금 길게 자르다.)

5	垂れ流す	흘러내리게 하다

• 사전적 의미는 다음과 같으나 여기에서는 '흘러내리게 하다'는 뜻으로 사용된다.

1) 대소변을 무의식중에 나오게 하다. 또한 배설한 대소변을 처리하지 않고 방치하다.

2) 공장 폐수나 오수 등을 처리하지 않은 채 하천・바다・하수도 등으로 방류시키다.

6	できるだけ	가능한, 최대한

• '할 수 있는 범위의 것은 모두', '가능한 한계까지'라는 뜻.

• 같은 뜻의 다른 표현으로는 다음과 같은 것이 있다.

－できる限り(できるかぎり)

－全力を尽くして(ぜんりょくをつくして)

－努めて(つとめて)

－思う存分(おもうぞんぶん)

－思い切り(おおいきり)

－極力(きょくりょく)

－なるべく

7	あわてずゆっくり	서두르지 않고 천천히

- 「ず」는 조동사로 미연형에 붙어 단정적 부정 판단을 나타낸다.

  예 する＋ず＝せず

  歩く＋ず＝歩かず

  見る＋ず＝見ず

8	お腹が張る	배가 팽팽해지다

- '배가 팽팽해지다'라는 뜻으로 충분히 먹어 배가 부르거나 가스가 차는 등으로 인해 배가 팽팽해진 느낌을 말한다.

9	空気を抜く	공기를 빼다

- 「空気(くうき)」가 들어가는 관용표현으로는 다음과 같은 것이 있다.

  –空気を読む。(くうきをよむ) 분위기를 읽다.

  –空気のような存在。(くうきのようなそんざい) 공기 같은 존재.

(4) 문제 풀이

가. 다음 동사에 「ず」를 붙여 부정적 표현을 완성하세요.

1) 笑う+ず =

2) 楽しむ+ず =

3) 乗る+ず =

나. 다음 낱말과 비슷한 뜻의 단어를 아래에서 선택하여 쓰세요.

1) できるだけ(　　　　　　　　　　　　　　)

2)コツ(　　　　　　　　　　　　　　)

3)リラックする(　　　　　　　　　　　　　　)

奥義、　寛ぐ、　極力

9) 膵癌

(1) 단어 연습

다음 일본어 단어의 読み仮名와 한국어 표현을 써보세요. (정답은 p.154)

일본어	読み仮名	한국어
膵臓		
胃		
裏側		
臓器		
片方		
端		
十二指腸		
膵液		
分泌		
強力		
消化酵素		
蛋白質		
脂肪		
炭水化物		
分解		
通過		
外分泌機能		
重要		
内分泌機能		
血液中		

일본어	読み仮名	한국어
細胞		
エネルギー源		
血糖値		
膵炎		
糖尿病		
膵癌		
代表的		
大部分		
悪性腫瘍		
早期		
診断		
困難		
取り囲む		
障壁		
病変		
更に		
到達		
血管		
乏しい		
徹底		
治療		
治しにくい		
生存率		
症状		

일본어	読み仮名	한국어
頭部		
体部		
尾部		
黄疸		
上腹部		
背中		
持続		
倦怠感		
食欲不振		
急激		
体重減少		
特有		
検査		
異常		
違和感		
発症		
徴候		

(2) 대화 연습

質問： 膵臓はどんな働きをしていますか?

答え： 膵臓は胃の裏側にある臓器で片方の端は十二指腸、反対の端は膵臓に接しています。食べ物が十二指腸に達すると、膵臓からは膵液が分泌され、それに含まれる強力な消化酵素が蛋白質や脂肪、炭水化物を消化分解します。特に脂肪は、胃ではほとんど分解されずに通過してくるので、膵液によって初めて分解されます。これが膵臓の外分泌機能です。

膵臓のもう一つの重要な働きは、インスリンとグルカゴンというホルモンを分泌する内分泌機能です。インスリンは血液中のブドウ糖を細胞にとりこみ、エネルギー源に変えて血糖値を下げる働きをしています。

質問： 膵臓の病気にはどんなものがありますか?

答え： 膵炎、糖尿病、膵癌が代表的な病気です。

質問： 膵癌とはどんな病気ですか?

答え： 膵癌の大部分は膵管から発生する悪性腫瘍です。膵臓はからだの奥にあるために早期の発見・診断が困難であり、また、膵臓の前後面を取り囲む障壁がありませんので病変が広がりやすく、更に、癌に到達する血管が乏しいために徹底した治療が困難です。そのため、膵癌は「治しにくい癌」の代表で、うまく手術できたとしても5年生存率は約20%で、全体ではせいぜい7%です。

質問： 膵がんによく見られる症状はどんなものがありますか?

答え： 膵臓の頭部、体部、尾部と、癌が発生した場所によって症状が異なります。主な症状は、黄疸、上腹部または背中の持続した痛み、倦怠感、食欲不振、急激な体重減少などですが、特有の症状がありません。しかし、胃の検査を受けても異常がない場合の上腹部の違和感、痛みには気をつけてください。それと、急な糖尿病の発症、体重減少も重要な徴候です。

(3) 표현 연습

1	裏側	뒤편, 뒷면

• 뒤편 또는 뒷면이라는 뜻.
• 반의어는 '表側'(おもてがわ)이다.

2	端	끝

• 다음과 같은 여러 뜻이 있다.
  1) 끝. 끄트머리. さおの端。(장대 끝)
  2) 가장자리. 道の端による。(길가로 비키다)
  3) 일부분, 말단, 꼬리. 言葉の端を捕らえる。(말꼬리를 잡다)
  4) 잘라낸 조각. 木の端。(나뭇조각)
  5) 구석. 部屋の端。(방구석)
  6) 시초, 처음. 争いの端。(싸움의 시초)

3	ほとんど	거의, 대부분

• 명사로는 대다수, 대부분의 뜻으로 사용된다.
• 부사로는 다음과 같이 사용된다.
  1) 전부라고는 할 수 없으나 이에 가까운 정도라는 뜻으로 사용된다.
  2) 하마터면
• 비슷한 뜻의 다른 표현으로는 다음과 같은 것이 있다.
  – 명사) 大方
  粗方(あらかた)
  大部分(だいぶぶん)
  大抵(たいてい)
  大概(たいがい)

– 부사) ほとほと
余り(あまり)
滅多に(めったに)
碌に(ろくに)

4	更に	나아가서, 뿐만 아니라

• 부사
1) 정도가 심해짐을 나타냄. 더 한층. 보다 더.
2) 한 번 더 반복하거나 새로 추가함을 나타냄. 거듭. 다시금.
3) (뒤에 부정어를 동반하여) 조금도, 전혀, 도무지.

• 유사어로는 다음과 같은 것이 있다.
– 改めて(あらためて)
– 一層(いっそう)
– 却って(かえって)
– 少しも(すこしも)
– この上(このうえ)
– なお
– 益々(ますます)

5	せいぜい	기껏해야

• 부사로 사용될 경우의 뜻.
1) 힘이 닿는 한 노력하는 모습. 가능한. 힘껏.
2) 가능한 높게 잡아도 그 정도인 모습. 기껏해야.

• 명사 표현으로는 '능력이 닿는 한계', '힘닿는 데까지'의 뜻.

• 유사한 표현으로는 다음과 같은 것이 있다.
– 高々(たかだか)
– 多くて(おおくて)

－やっと

－漸く(しばらく)

－十分見ても(じゅうぶんみても)

(4) 문제 풀이

가. 다음 문장 (　)에 알맞은 부사를 아래에서 선택하여 완성하세요.

1) 注文の品物は、(　　　　　) 出来上がっています。

2) 商品の値段を (　　　　　) 交渉する。

3) 集まっても (　　　　　) 5人くらいだろう。

更に、　　ほとんど、　　せいぜい

나. 다음 문장을 번역해 보세요.

1) 道の端による。

2) あのビルの裏側に有名なそば屋がある。

10) ピロリ菌

(1) 단어 연습

다음 일본어 단어의 読み仮名와 한국어 표현을 써보세요. (정답은 p.159)

일본어	読み仮名	한국어
菌		
胃		
粘膜		
表面		
細胞		
入り込む		
炎症		
全て		
生活環境		
整備		
感染率		
移る		
感染経路		
免疫能力		
不完全		
幼少期		
成人		
機会		
幼児		
口移し		

일본어	読み仮名	한국어
与える		
潰瘍		
胃潰瘍		
十二指腸潰瘍		
比重		
占める		
発生		
関わる		

(2) 대화 연습

質問：「ヘリコバクター・ピロリ菌」てどんな菌ですか?

答え：人の胃の粘膜の表面や細胞のあいだに入り込んで炎症を起こします。

質問：ピロリ菌はみんなの胃にあるんですか?

答え：全ての人の胃にあるわけではありません。日本では生活環境の整備により30歳代以下の人は感染率が低いのですが、40歳以上では70～80%の人がピロリ菌に感染しています。

質問：ピロリ菌は移りますか?

答え：ピロリ菌は主に口から感染しますが、感染経路ははっきりしていません。しかし、感染は免疫能力が不完全な幼少期に起こり、成人は感染する機会はほとんどないと考えられています。親がピロリ菌に感染している家庭では幼児に口移しで食べ物を与えないなどの注意が必要でしょう。

質問：胃にピロリ菌があると必ず潰瘍になりますか?

答え：ピロリ菌に感染すると必ず潰瘍になるわけではありません。ピロリ菌感染者のうち約2～3%の人が潰瘍になります。しかし、胃潰瘍や十二指腸潰瘍の人のうち約80～95%がピロリ菌に感染しており、ピロリ菌は潰瘍の原因として大きな比重を占めています。

質問：胃にピロリ菌があると胃がんになるっていうのは本当ですか?

答え：胃がんの患者さんはピロリ菌の感染率が高く、胃がんの発生にピロリ菌が関わっているのではないかと考えられていますが、正確なところはわかっていません。

(3) 표현 연습

1	入り込む	깊숙이 들어가다

- 「入る」와 「込む」의 복합어이다. 「込む」에는 다음과 같은 다양한 뜻이 있다.
  1) 혼잡하다.
  2) 시스템이 복잡하다. 정교하다.
  3) 동사 연용형에 붙어 복합어로 사용된다.
     i) 안으로 들어가다.
     ii) 앞에 넣다.
     iii) 어떤 상태를 그대로 계속하다.
     iv) 완전히 그 상태가 되다.
     v) 철저하게 그 일을 하다.

2	口移し	입으로 음식을 옮기는 것

- 음식물을 입에 머금었다가 남의 입으로 옮겨 넣어 줌.
- 구두로 전하는 일. 구전(口傳). 구수(口授).
- 음료수를 컵에 따르지 않고 용기에 입을 대고 직접 마시는 일.

3	比重を占める	비중을 차지하다

- 「占める」는 차지하다는 뜻으로 다음과 같이 사용된다.
  - あじを占める 맛들이다. 재미 붙이다.
  - ちほを占める 지반을 확보하다.
  - 優位を占める 우세하다. 우위를 차지하다.
  - 買い占める 매점하다. 몽땅 사 모으다.

(4) 문제 풀이

가. 다음 동사에 「込む」를 붙여 복합어를 만들고 뜻을 쓰세요.

1) 当てる＋込む ＝

2) 言う＋込む ＝

3) 売る＋込む ＝

4) 追う＋込む ＝

나. 다음 문장을 번역해 보세요.

1) 給料に占める教育費の比重が年々増える。

2) 子供に口移しでご飯を食べさせる母親。

11) 食事療法

(1) 단어 연습

다음 일본어 단어의 読み仮名와 한국어 표현을 써보세요. (정답은 p.163)

일본어	読み仮名	한국어
内臓脂肪		
肥満		
高血糖		
脂質異常		
高血圧		
引き起こす		
引き金		
減量		
勧める		
規則正しい		
食生活		
朝食		
方法		
食欲		
前夜		
遅く		
習慣		
職場		
果物		
外食		

일본어	読み仮名	한국어
守る		
調整		
難しい		
諦める		
残す		
汁物		
漬物		
工夫		
野菜類		
不足		
追加		
自宅		
心掛ける		
下ごしらえ		
面倒		
簡単		
確実		
挙げる		
試す		
生で食べる		
常備する		
途中		
処理		
冷凍野菜		

일본어	読み仮名	한국어
利用		
味噌汁		
具		
用意		
最後		
皮むき器		

(2) 대화 연습

医者：内臓脂肪が気になりますね。内臓脂肪型肥満になると高血糖や脂質異常、高血圧を引き起こす引き金となってしまうので、今のうちから気をつけた方が良いでしょう。少し減量されることをお勧めします。

患者：先生、なかなか規則正しい食生活を送ることができないのですが、どうしたら良いでしょうか。

医者：そうですね、朝食は食べていますか?

患者：いいえ、朝は何も食べたくないので、食べないことの方が多いです。朝食が食べられるようになる方法はありますか?

医者：食欲がなく食べられないのは、前夜遅くにたくさん食べているためかもしれません。夜食べる量を少なくしてみましょう。そして朝は食べられそうなものから始めて、朝食をとる習慣をつけていきましょう。起きてから時間がたつと食べられるのであれば、職場などについてから、おにぎりやパン、果物、ヨーグルトなどをとってもよいでしょう。

患者：朝食が食べられないだけでなく、お昼も外食が多いので正しい食習慣が守れそうにありません。

医者：外食だと何をどれだけ食べているのかわかりにくいので、調整が難しいかもしれません。ですが、外食だからといって諦めず、ご飯の量を決めて多ければ残す、汁物や漬物は残す、などの工夫が大切です。また外食が続くと、野菜類が不足しがちですので、野菜料理を追加したり、自宅で野菜類をしっかりとるように心掛けましょう。

患者：やっぱりそうなんですね。外食が多いので野菜が足りなくなりがちだとは思っていたのですが…でも、野菜をたくさん食べるには、どうしたらよいでしょうか。

医者：野菜類の料理は、下ごしらえに時間がかかって面倒に感じられることがあるかもしれません。簡単に確実に野菜をとるポイントを挙げますので、試してみてください。

まず、生で食べられるや野菜を常備します。それから、野菜はまとめて途中まで処理しておくか、カット野菜や冷凍野菜を利用します。また、野菜類をたっぷりと味噌汁やスープの具にして多めに用意しておきます。最後に、皮むき器やスライサーなど、調理が簡単に済む器具を利用します。このようなちょっとした工夫で野菜類を豊富に食べることができるのです。

患者： 先生、ありがとうございました。教えていただいた方法で頑張ってみます。

(3) 표현 연습

1	引き金	계기

- 방아쇠, 유인, 계기, 빌미 등의 뜻으로 사용된다.
  - 切っ掛け(きっかけ)
  - 原因(げんいん)

2	なかなか	좀처럼

- 부사로는 다음과 같은 뜻이 있다.
  1) 꽤, 상당히, 매우
  2) 그렇게 간단하게는, 쉽사리, 좀처럼
- 고어에서 상대의 말에 맞장구를 칠 때 하는 말로 그렇소, 맞았소, 그렇고말고.
- 유사어에는 かなり・ずいぶん 등이 있다.

3	わかりにくいかもしれない	쉽게 알 수 없을 수도 있다

- 「わかりにくい」는 '간단히(쉽게) 알 수 없다', '알기 어렵다', '까다롭다'는 뜻.
- 「かもしれない」는 단정은 할 수 없지만 그 가능성이 있다는 것을 의미한다.

4	しっかり	제대로, 확실히

- 다음과 같은 여러 가지 뜻이 있다.
  1) 견고한 모양, 튼튼한 모양, 단단히 꽉.
  2) 확실한 모양, 똑똑히, 확실히.
  3) 견실한 모양, 착실히, 똑똑히, 빈틈없이.
  4) 심신이 건전한 모양. 의식이 확실한 모양. 정신 차려서. 똑똑히.

5) 열심히 하는 모양. 착실히. 열심히.

6) 충분한 모양. 듬뿍. 잔뜩.

5	心掛ける	노력하다

• '마음을 쓰다', '유의하다', '조심하다'라는 뜻.

6	足りなくなりがち	부족해지기 쉬운 경향이 있다

• 'がち(勝ち)'는 접미사로 명사와 동사 연용형에 붙어 다음과 같은 뜻으로 사용된다.

1) ~가 많다, ~하는 경향이 있다, ~로 기울기 쉽다 등의 뜻.

2) 그것이 더 덕을 본다는 뜻.

7	たっぷり	충분히

• 부사로 다음과 같은 뜻으로 사용된다.

1) 넘칠 만큼 충분한 모양. 잔뜩. 충분히. 듬뿍 등의 뜻.

2) 적게 어림하여도 그만한 수량은 되는 모양. 충분히. 넉넉히.

• 유사 표현으로는 다음과 같은 것이 있다.

- 沢山(たくさん)
- 一杯(いっぱい)
- 充分(じゅうぶん)
- 豊か(ゆたか)

8	簡単に済む	간단하게 끝나다

- 「済む」는 다음과 같은 뜻으로 사용된다.
  1) 끝나다. 완료된다.
  2) 해결되다. 결말이 나다.
  3) 만족하다. (마음이) 풀리다.
  4) 이럭저럭 해결되다. 족하다.
  5) (흔히 부정어, 반어가 따르며) 도리를 다하다.
- 유사표현에는 다음과 같은 것이 있다.
  - 終わる(おわる)
  - 果てる(はてる)
  - 落着(らくちゃく)
  - 決着(けっちゃく)
  - 解決(かいけつ)
  - 終結(しゅうけつ)

9	ちょっとした	대수롭지 않은, 상당한

- 다음과 같은 뜻이 있다.
  1) 대수롭지 않은, 약간의 사소한.
  2) (역설적으로 써서) 괜찮은, 상당한.

(4) 문제 풀이

가. 아래에서 부사를 골라 문장을 완성하세요.

1) タクシーが（　　　　　　）つかまらない。

2) 若いのに（　　　　　　）している。

3) 時間は（　　　　　　）ある。

たっぷり、　　なかなか、　　しっかり

나. 다음 낱말과 비슷한 표현을 아래에서 골라 쓰세요.

1) 済む

2) 引き金

3) たっぷり

切っ掛け、　　解決、　　十分

부록(I. 통역 편)

부록(통역 편)에서는 7장 통역 연습의 단어 연습, 대화 연습, 연습문제의 모범답안을 제시한다. 부록에서 제시되는 모범답안은 어디까지나 참고이다. 특히 대화 연습의 경우 이 점을 유의하기 바란다.

통역에서는 화자의 발화를 청자가 이해하기 쉽게 정보의 가감 없이 전달하는 것이 중요하며, 표현이나 단어 하나하나에 지나치게 집착하다 보면 전체적인 커뮤니케이션의 질에 영향을 줄 수 있으므로 조심해야 한다. 그러므로 부록에서 제시되는 통역 연습 모범답안과 본인이 생각한 표현이나 단어가 다르다고 해서 잘못 되었다거나 틀렸다고 생각해서는 안 된다. 옳고 그름은 실제 상황에서 얼마나 정확하게 커뮤니케이션 되었는가로 판단되어야 하기 때문이다.

1) 당뇨병

(1) 단어 연습 정답

일본어	読み仮名	한국어
診察	しんさつ	진찰
質問	しつもん	질문
運動療法	うんどうりょうほう	운동요법
程度	ていど	정도
最近	さいきん	최근
働く	はたらく	일하다
理想的	りそうてき	이상적
有酸素運動	ゆうさんそうんどう	유산소운동
お勧めする	おすすめする	추천하다, ~이 좋다
足腰	あしこし	다리와 허리
筋肉	きんにく	근육
階段	かいだん	계단
些細	ささい	사소함
血糖値	けっとうち	혈당치
一時的	いちじてき	일시적
本来	ほんらい	본래
継続的	けいぞくてき	계속적
血管内	けっかんない	혈관 속
余分	よぶん	여분
ブドウ糖	ぶどうとう	포도당
機能	きのう	기능

일본어	読み仮名	한국어
改善	かいぜん	개선
大切	たいせつ	중요
痩せる	やせる	살을 빼다
肥満	ひまん	비만
内容	ないよう	내용
単純	たんじゅん	단순
米	こめ	쌀
麺類	めんるい	면류
炭水化物	たんすいかぶつ	탄수화물
多く摂る	おおくとる	많이 섭취하다
傾向	けいこう	경향
確認	かくにん	확인
噛む	かむ	씹다
油物	あぶらもの	기름기 있는 것
極力	きょくりょく	가능한
疲れる	つかれる	피곤하다
汗	あせ	땀
栄養ドリンク	えいようどりんく	건강음료
非常	ひじょう	아주, 대단히
取り込まれる	とりこまれる	흡수되다
普段	ふだん	평상시
同様	どうよう	마찬가지
大丈夫	だいじょうぶ	괜찮다
甘いもの	あまいもの	단 것

일본어	読み仮名	한국어
慣れる	なれる	익숙해지다
欲しい	ほしい	찾다, 원하다
頑張る	がんばる	노력하다

(2) 대화 연습 번역

의사 : 오늘 진찰은 끝났습니다만, 무슨 질문이 있습니까?

환자 : 선생님, 운동요법은 얼마나 하면 될까요?

의사 : 최근에는 특히 일하는 분들의 경우 좀처럼 시간을 낼 수가 없지요. 이상적으로는 유산소운동을 하루 30분 이상, 1주일에 3회 이상 하는 것이 좋습니다만, 좀처럼 시간을 내기가 어려운 경우에는 짧은 시간이라도 좋으니 다리와 허리 근육을 사용하도록 노력하시기 바랍니다. 엘리베이터를 타지 않고 계단을 이용하는 등 사소한 일부터 시작합시다.

환자 : 운동을 하면 혈당치는 떨어지나요?

의사 : 운동을 하면 혈당치는 떨어질 것입니다. 하지만 그것은 일시적인 것에 지나지 않습니다. 운동요법은 본래 운동을 계속적으로 함으로써 근육을 쓰게 되고 이를 통해 혈관 속의 여분의 포도당을 줄일 수 있도록 하는 기능을 개선하기 위한 것입니다. 그러므로 계속하는 것이 중요합니다.

환자 : 선생님, 반드시 살을 빼라고 하는데 어떻게 하면 살이 빠질까요?

의사 : 글쎄요. 쉽게 살을 빼라고는 하지만 어렵지요. 당뇨병인 분들 중에는 비만인 분이 많습니다만, 식사 내용을 보면 대부분은 단순히 과식인 경우가 많은 것 같습니다. 특히 쌀이나 면류 등의 탄수화물을 많이 섭취하거나 기름진 음식을 지나치게 섭취하는 경향이 있습니다. 그러므로 우선 본인의 식사 내용을 확인해 보시기 바랍니다. 그러고 나서 일단 잘 씹고 천천히 식사하고 기름기 있는 것을 가능한 줄이고 쌀을 지금까지 먹었던 양보다 줄이고 잠자기 전 3시간은 아무것도 먹지 않는 등을 실천해 보시기 바랍니다.

환자 : 선생님, 피곤하거나 땀이 날 때는 건강음료를 잘 마시는데요, 역시 좋지 않겠지요.

의사 : 글쎄요. 건강음료는 포도당을 사용하는 경우가 대부분입니다. 피곤하거나 땀이 날 때는 혈당치가 떨어지므로 이때 건강음료를 마시면 포도당이 몸에 아주 흡수되기 쉽기 때문에 혈당치가 상승하여 피곤이 풀린 것 같은 기분이 들지요. 하지만 평상시에도 혈당치가 높은 당뇨병인 분이 마시게 되면 엄청나게 혈당치가 높아집니다. 건강음료뿐만 아니라 스포츠음료 등도 마찬가지라고 할 수 있으니 조심하시기 바랍니다.

환자 : 칼로리오프 음료는 마셔도 괜찮을까요?

의사 : 칼로리오프라고 해서 칼로리가 전혀 없는 것은 아닙니다. 꼭 마시고 싶을 때는

넌칼로리나 칼로리제로를 고르도록 하세요. 단것에 익숙해지면 자꾸 단것을 찾게 되므로 가능한 억제하도록 합시다.

환자 : 감사합니다. 선생님께서 가르쳐주신 대로 노력해 보겠습니다.

(4) 문제 풀이 정답

가.

1) 寝過ぎる

2) 遊び過ぎる

3) 行き過ぎる

나.

1) 잊어버리는 것이 좋다.

2) 바빠서 시간을 내어 회의에 출석했다.

3) 멤버를 위해 전력을 다하도록 노력할 생각이다.

4) 오랜만에 농구로 기분 좋은 땀을 흘렸다.

다.

1) (なかなか) 問題がとれない。

2) (とんでもない) 時間に訪問してすみません。

3) 随分気をつけたのだけれども、(やはり) ミスがあったんですね。

4) 難しいとは思うけれども、(とにかく) やってみよう。

2) 추간판헤르니아

(1) 단어 연습 정답

일본어	読み仮名	한국어
椎間板ヘルニア	ついかんばんへるにあ	추간판헤르니아(탈출증)
相談	そうだん	상담
参る	まいる	오다(겸양 표현)
治療	ちりょう	치료
経過	けいか	경과
硬くなる	かたくなる	경화되다, 딱딱해지다
不十分	ふじゅうぶん	불충분
場合	ばあい	경우
再度	さいど	재차
直る	なおる	나아지다, 고치다
手術	しゅじゅつ	수술
適応	てきおう	적응
考慮	こうりょ	고려
年齢	ねんれい	연령, 나이
制限	せいげん	제한
高齢	こうれい	고령
効果	こうか	효과
症例	しょうれい	사례, 증례
数多く	かずおおく	많다, 수없이 많다
例えば	たとえば	예를 들어
頚椎椎間板	けいついついかんばん	경추추간판헤르니아

일본어	読み仮名	한국어
幅広い	はばひろい	폭 넓다
最も	もっとも	가장
次いで	ついで	다음으로, 이어
順	じゅん	순
加齢	かれい	나이가 들다
変性	へんせい	변성
脊髄神経	せきずいしんけい	척수신경
圧迫	あっぱく	압박
部分	ぶぶん	부분
局所麻酔	きょくしょますい	국소마취
高血圧	こうけつあつ	고혈압
糖尿病	とうにょうびょう	당뇨병
腎障害	じんしょうがい	신장장애
可能	かのう	가능
長期	ちょうき	장기
入院	にゅういん	입원
必要	ひつよう	필요
体力	たいりょく	체력
自信	じしん	자신
不安	ふあん	불안
後遺症	こういしょう	후유증
残る	のこる	남다
不都合	ふつごう	불편한 일
稀	まれ	드물다

일본어	読み仮名	한국어
軽快	けいかい	호전
少数	しょうすう	소수
改める	あらためる	다시 하다, 고치다

(2) 대화 연습 번역

의사 : 오늘은 무슨 일로 오셨습니까?

환자 : 저는 추간판헤르니아가 있는데요, 오늘은 선생님께 상담하러 왔습니다.

의사 : 그렇군요. 어떠한 상담입니까?

환자 : 레이저 치료를 하면 추간판헤르니아는 치유되나요?

의사 : 글쎄요. 추간판헤르니아가 크거나 시간이 경과되어 경화되어 있을 경우에는 단 1회의 레이저로는 불충분한 경우도 있습니다. 이 경우에는 재차 레이저 치료를 받아 증상이 나아지는 경우도 있습니다만, 레이저 치료 2회로 낫지 않을 경우에는 수술 적응을 고려해야 합니다.

환자 : 그렇군요. 레이저 치료는 연령 제한이 있나요?

의사 : 고령자 중에도 효과를 보시는 사례도 많습니다. 예를 들어 경추추간판헤르니아의 PLDD 치료, 즉 레이저 치료의 경우에는 20대에서 70대까지 폭 넓은 층에서 실시되고 있습니다. 가장 많은 것은 50대이고 다음으로 60대 그리고 40대의 순서입니다.

사실 추간판은 나이가 들면서 변성이 진행되며 이것은 치료로 바꾸지는 못합니다. 하지만 PLDD 치료로 척수신경을 압박했던 부분이 가라앉게 되면 통증이나 저림과 같은 증상은 나아집니다. 또한 국소마취만 하면 되기 때문에 고혈압이나 당뇨병, 신장장애가 있는 분이라도 치료를 받을 수 있습니다. 장기 입원이나 재활도 필요 없고 치료를 받은 날부터 걸을 수 있을 정도니 체력에 자신이 없는 분이라도 불안해하실 필요는 없습니다.

환자 : 치료 후에 후유증이 남는 경우는 없나요?

의사 : PLDD 치료 후에 어떠한 불편한 일이 일어났다는 사례는 지극히 드물며 증상이 호전되지 않았던 사례는 극히 소수입니다.

환자 : 그렇군요. 그러면 다음에 다시 치료를 받으러 오겠습니다. 선생님 감사합니다.

의사 : 네, 몸조심하세요.

(4) 문제 풀이 정답

가.

例えば　→　言うなれば

つまり　→　要するに

たしかに　→　まさに

何かしら　→　何らかの

きわめて　→　非常に

나.

1) 손님, (마중) 차가 왔습니다.

2) 전화로 이야기할 수 있을 정도의 간단한 용건.

다.

1) 天気は悪い。(しかし) 出発する。

2) 式を終え、(ついで) パレードに移ります。

3) 突然あたりが暗くなり、(そして) 大粒の雨が降り始めました。

3) 지방흡입

(1) 단어 연습 정답

일본어	読み仮名	한국어
脂肪吸引	しぼうきゅういん	지방흡입
相談	そうだん	상담
幼い頃	おさないころ	어렸을 때
肥満	ひまん	비만
効果	こうか	효과
体型	たいけい	체형
場所	ばしょ	부위, 장소
皮下脂肪	ひかしぼう	피하지방
筋肉	きんにく	근육
内臓	ないぞう	내장
周囲	しゅうい	주위
肩	かた	어깨
二の腕	にのうで	위팔 부분
腹部	ふくぶ	복부
太もも	ふともも	대퇴부, 허벅지
印象	いんしょう	느낌, 인상
手術	しゅじゅつ	수술
範囲	はんい	범위
負担	ふたん	부담
数回	すうかい	수차례
体質	たいしつ	체질

일본어	読み仮名	한국어
差	さ	차이
平均	へいきん	평균
程度	ていど	정도
外側	そとがわ	외부, 바깥
事前	じぜん	사전
狭い	せまい	좁다
原則的	げんそくてき	원칙적
全身麻酔	ぜんしんますい	전신마취
筋肉痛	きんにくつう	근육통
完治	かんち	완치
打ち身	うちみ	타박상
打撲痛	だぼくつう	타박통
状況	じょうきょう	상황
取り除く	とりのぞく	제거
皮膚	ひふ	피부
年齢	ねんれい	연령, 나이
経過	けいか	경과
自然	しぜん	자연
収縮	しゅうしゅく	수축
料金	りょうきん	요금
費用	ひよう	비용
異なる	ことなる	다르다
詳しい	くわしい	상세하다
決める	きめる	결정하다

(2) 대화 연습 번역

의사: 오늘은 지방흡입 상담으로 오셨죠?

환자: 저는 어렸을 때부터 비만이어서 어떤 다이어트법도 효과가 없었습니다. 저 같은 비만의 경우에도 지방흡입술로 날씬한 체형이 될 수 있나요?

의사: 지방흡입은 신체 부위에 따라 수술이 가능하기도, 불가능하기도 하고 흡입 가능한 지방도 피하지방에 한정됩니다. 근육 사이나 내장 주변의 지방은 흡입할 수 없습니다. 단 어깨에서 위팔 부분에 걸친 라인, 복부, 대퇴부와 종아리의 지방흡입을 하면 날씬한 느낌을 줄 수 있을 것이라 생각합니다.

환자: 한 번의 지방흡입으로 어느 정도 지방을 빼낼 수 있습니까?

의사: 한꺼번에 넓은 범위를 지방흡입하면 그만큼 신체에 주는 부담도 커지기 때문에 수차례에 나누어서 받는 것이 좋습니다. 흡입하는 부위나 체질에 따라 흡입 가능한 지방량에는 상당히 차이가 있습니다. 예를 들어 복부의 경우 평균적으로 2kg 정도라고 생각하면 좋을 것입니다. 지방은 외부에서 봤을 때의 느낌과 달리 많기도 하고 적기도 하기 때문에 사전에 어느 정도 흡입이 가능하다고 말하기는 어렵습니다. 하지만 지방이 너무 많아서 흡입할 수 없는 경우는 없으니 안심하셔도 좋습니다.

환자: 수술은 아프지 않습니까?

의사: 얼굴 등 좁은 범위의 지방흡입 이외의 수술 시에는 원칙적으로 전신마취를 하기 때문에 전혀 통증은 없습니다. 수술 후는 근육통과 같은 아픔이 있는 경우가 있습니다만 길어도 1주일 정도면 증상이 사라집니다. 또한 통증이 사라져도 완치될 때까지 그 부위가 딱딱해집니다. 타박상이나 타박통이 치유되는 것과 같은 상황이라고 생각하면 이해하기 쉬울 것입니다.

환자: 한 번에 많은 지방을 제거하면 피부가 처지지 않나요?

의사: 일시적으로 피부가 처지는 경우도 있습니다. 젊을수록 시간의 경과와 함께 자연스럽게 피부가 수축되어 지방 없는 몸에 익숙해집니다.

환자: 지방량에 따라 요금이 비싸지는 경우도 있습니까?

의사: 지방량에 따라 요금이 비싸지는 경우는 없습니다. 지방흡입하는 부위에 따라 비용이 달라질 뿐입니다.

환자: 선생님, 상세한 설명 감사합니다. 잘 생각해 보고 수술할지 말지 결정하겠습니다.

의사: 가족 분들과 잘 상의하셔서 결정하세요.

(4) 문제 풀이 정답

가.

1) 걷는 것이라면 좋지만 뛰는 것은 싫다.

2) 기온이 떨어지면 추워진다.

3) 만약 하늘을 날 수 있다면 얼마나 즐거울까.

나.

1) 取り出す (摘出する)

2) ほっそり (ひょろり)

3) 言いがたい (言いにく)

4) 녹내장

(1) 단어 연습 정답

일본어	読み仮名	한국어
腫れる	はれる	붓다
痛い	いたい	아프다
我慢	がまん	견디다
両方	りょうほう	양쪽
右側	みぎがわ	오른쪽
理由	りゆう	이유
詳しい	くわしい	자세하다, 상세하다
説明	せつめい	설명
最初	さいしょ	처음
蛍光灯	けいこうとう	형광등
光	ひかり	빛, 불빛
ひどくなる		심해지다
涙	なみだ	눈물
出始める	ではじめる	나오기 시작하다
右目	みぎめ	오른쪽 눈
頭	あたま	머리
吐き気	はきけ	메스껍다
吐く	はく	구토하다
経験	けいけん	경험
家族の方	かぞくのかた	가족 분
症状	しょうじょう	증상

일본어	読み仮名	한국어
緑内障	りょくないしょう	녹내장
眼圧	がんあつ	안압

(2) 대화 연습 번역

의사: 어디가 불편하세요?

환자: 눈이 많이 붓고 아파서 견딜 수가 없어요.

의사: 양쪽 눈이 모두 아프신가요?

환자: 오른쪽만 아파요.

의사: 아픈 지 얼마나 되셨죠?

환자: 두 시간 정도요.

의사: 특별한 이유가 있나요?

환자: 아니요, 특별히 없습니다.

의사: 어떻게 통증이 시작되었는지 자세히 말씀해주세요.

환자: 처음에는 형광등 불빛 주위가 어슴푸레하게 보이더니 그 다음에 눈이 빨개지고 눈물이 나기 시작했어요. 그리고는 오른쪽 눈이 아프기 시작했는데 통증이 계속 심해져서…. 눈도 잘 안 보이고 머리도 아프더니 속이 메스꺼워서 구토도 여러 번 했어요.

의사: 예전에도 비슷한 경험이 있으세요?

환자: 네, 몇 번 있었는데 이렇게 심한 것은 처음입니다.

의사: 가족 분 중에 유사한 증상을 앓으신 분이 있으신가요?

환자: 어머니가 녹내장이 있으세요.

의사: 환자분도 녹내장이신 것 같네요. 그럼, 안압을 재보겠습니다.

(4) 문제 풀이 정답

가.

1) 泣く＋出す= 泣き出す (울기 시작하다)

2) 歩く＋出す= 歩き出す (걷기 시작하다)

3) 言う＋出す= 言い出す (말하기 시작하다)

나.

1) 使う＋始める= 使い始める (사용하기 시작하다)

2) 笑う＋始める= 笑い始める (웃기 시작하다)

3) 走る＋始める= 走り始める (뛰기 시작하다)

5) 불면증

(1) 단어 연습 정답

일본어	読み仮名	한국어
不眠症	ふみんしょう	불면증
寝つきが悪い	ねつきがわるい	잠들기가 쉽지 않다
目が覚める	めがさめる	눈이 뜨이다
睡眠の質	すいみんのしつ	수면의 질
疲れが残る	つかれがのこる	피곤이 남다
症状	しょうじょう	증상
胸が苦しい	むねがくるしい	가슴이 답답하다
動悸	どうき	두근거리다
目まい	めまい	어지럽다
横になる	よこになる	눕다
目をつぶる	めをつぶる	눈을 감다
昼寝	ひるね	낮잠
息が苦しい	いきがくるしい	숨이 막히다
気力がない	きりょくがない	기력이 없다
物忘れがひどい	ものわすれがひどい	건망증이 심하다
舌	した	혀
食欲	しょくよく	식욕
下痢気味	げりぎみ	설사기
汗をかく	あせをかく	땀이 나다, 땀을 흘리다
汗だくになる	あせだくになる	땀범벅이 되다
生理血	せいりけつ	생리혈

일본어	読み仮名	한국어
服用	ふくよう	복용
鎮痛剤	ちんつうざい	진통제
朦朧	もうろう	몽롱

(2) 대화 연습 번역

의사: 어디가 불편하신지요?

환자: 불면증이에요. 잠을 잘 못 자요.

의사: 잠을 못 잔 지 어느 정도 됐나요?

환자: 어머니가 돌아가시고 나서부터입니다. 5년 정도 됩니다. 그때는 정말 힘들었습니다.

의사: 불면증은 구체적으로 어떻게 나타나나요?

환자: 잠들기가 쉽지 않습니다. 조금이라도 소리가 나면 깨버리고, 깨고 나면 다시 못 잡니다. 예전에는 하루 4~5시간 정도는 잤는데 최근 2달 동안은 길어도 3시간 정도밖에 잠을 잘 수 없습니다. 잠을 자도 꿈을 꾸기 때문에 수면의 질도 나쁩니다. 깬 후에도 피곤이 남아 있는 느낌입니다.

의사: 구체적으로는 어떤 증상이 있나요?

환자: 가슴이 답답하고 두근거리기도 하고 어지럽습니다. 좀처럼 잠들기가 어려워서 신문이라도 읽으려고 하는데 어지럽습니다. 그래서 다시 눕기는 하는데 밖이 밝아질 때까지 잠을 잘 수가 없어서 결국 눈을 감은 채 아침이 되곤 합니다.

의사: 낮에는 어떤가요? 낮잠은 주무십니까?

환자: 낮에는 전혀 잠을 잘 수가 없습니다. 낮에 일이나 운동을 해서 밤에 잠을 잘 수 있도록 노력하는데 더 잠을 잘 수 없고…. 피곤하면 피곤할수록 불면증이 심해지는 것 같습니다.

의사: 일은 하시나요?

환자: 회사에는 가야 하니까요. 하루 종일 피곤해서 조금이라도 긴장하면 숨이 꽉 막히는 것 같고 기력도 없습니다. 건망증도 심해졌습니다.

의사: 혀를 보여 주세요.

환자: 네.

의사: 식사는 하시나요?

환자: 식욕이 별로 없습니다. 하루 종일 아무것도 안 먹어도 배가 고프지 않습니다. 그래도 가능한 한 많이 먹으려고 노력하고 있습니다.

의사: 화장실은 어떤가요?

환자: 설사기가 있습니다.

의사: 땀은 많이 나나요?

환자 : 밤에는 덜한데 낮에는 몸을 조금이라도 움직이면 땀이 납니다. 특히 통근 시에는 아침에 사무실에 도착하면 온몸이 땀범벅이 되어 버립니다.

의사 : 추위는 어떤가요?

환자 : 추위는 잘 안 탑니다. 다만 아주 더운 여름에도 그다지 덥다고 느끼지는 않습니다.

의사 : 생리는 어떤가요?

환자 : 최근 수년간 생리가 10일 정도 계속됩니다. 양은 그다지 많지 않습니다.

의사 : 생리혈 색깔은 어떤가요?

환자 : 빨갛긴 한데 예전보다 색이 엷어진 것 같습니다.

의사 : 지금까지 약을 복용하신 적은 있습니까?

환자 : 진정제를 마신 적은 있는데 양이 적으면 효과가 없고 많이 마시면 낮에는 정신이 몽롱해집니다. 그래서 최근에는 마시지 않고 있습니다.

(4) 문제 풀이 정답

가.

1) 寝つきが良い (쉽게 잠들다)

2) 寝つきが悪い (쉽게 잠들지 못하다)

3) 寝つきが早い (잠드는 것이 빠르다)

4) 寝つきが遅い (잠드는 것이 느리다)

나.

1) いくら言い聞かせ (ても)、わからない。

2) ティースプーン一杯 (くらい) のお塩を入れて調味する。

3) その事を知っているのは彼女 (しか) いない。

6) 소아과

(1) 단어 연습 정답

일본어	読み仮名	한국어
熱	ねつ	열
お昼	おひる	점심
お腹	おなか	배
ご飯	ごはん	밥
夕方	ゆうがた	저녁
夜中	よなか	밤
便	べん	변
硬め	かため	딱딱한 편
夜通し	よどおし	밤새
高い熱	たかいねつ	고열
他	ほか	다른
腕	うで	팔
脚	あし	다리
内診	ないしん	내진
激しい	はげしい	심하다
咳	せき	기침
充血	じゅうけつ	충혈
熱風邪	ねつかぜ	열감기
続く	つづく	계속되다
薬	くすり	약
解熱剤	げねつざい	해열제

일본어	読み仮名	한국어
程度	ていど	정도
再来院	さいらいいん	다시 내원
抗生剤	こうせいざい	항생제
必要	ひつよう	필요
様子	ようす	상태
沢山	たくさん	많이
十分	じゅうぶん	충분
訳	わけ	이유
食欲	しょくよく	식욕
問題	もんだい	문제

(2) 대화 연습 번역

의사 : 오늘은 무슨 일로 오셨나요? 아이가 열이 있네요.

환자 모 : 어제 점심때부터 배가 아프다고 밥을 못 먹었는데 저녁때부터 열이 나기 시작했어요. 밤에 화장실에 2번 갔습니다. 변은 딱딱한 편이었어요. 배가 계속 아프다고 해서 마사지를 해줬는데 밤새도록 열이 많이 났어요.

의사 : 다른 데는 아픈 데는 없나요?

환자 모 : 팔, 다리가 아프다고 해서 마사지를 해줬어요.

의사 : 내진 좀 해봅시다.

의사 : 기침을 심하게 하지는 않나요?

환자 모 : 네.

의사 : 입을 벌려 볼까? 아~해보자.

의사 : 귀를 볼게요.

의사 : 입안이 충혈되었네요. 열감기의 경우 충혈되는 경우도 있습니다. 팔이나 다리가 아픈 것도 열 때문인 것 같네요. 열은 2~3일 계속될 수도 있습니다. 약은 세지 않게 드릴게요. 해열제 정도입니다. 3일 후에도 열이 안 떨어지면 다시 오시도록 하세요.

환자 모 : 항생제는 안 먹어도 되나요?

의사 : 아직 먹을 필요는 없습니다. 3일 후에도 열이 떨어지지 않으면 상태를 보고 결정하도록 합시다. 물을 많이 먹이시고 푹 쉬도록 해주세요.

환자 모 : 아이가 밥을 잘 안 먹어요.

의사 : 배가 아파서 못 먹는 것은 아니지요?

환자 모 : 식욕이 없는 것 같아요. 먹기 싫다고 해요.

의사 : 식욕이 없어서 먹지 않는 것이면 특별히 문제는 없습니다. 좋아하는 것을 먹이시면 됩니다. 약 잘 먹이시고 3일 후에도 열이 떨어지지 않으면 다시 내원하세요. 그럼 건강 조심하세요.

환자 모 : 감사합니다.

⑷ 문제 풀이 정답

가.

1) 熱が冷める。(열이 식다)

2) 熱に浮かされる。(고열로 의식이 혼미해지다)

3) 熱を上げる。(열을 올리다)

4)熱を入れる。(열을 띠다. 열심히 하다)

나.

1) 목감기(喉風邪)

2) 코감기(鼻風邪)

3) 여름감기(夏風邪)

4) 인플루엔자(流行り風邪)

5) 볼거리(お多福風邪)

7) 약국

(1) 단어 연습 정답

일본어	読み仮名	한국어
風邪をひく	かぜをひく	감기에 걸리다
喉が痛い	のどがいたい	목이 아프다
痰がからむ	たんがからむ	가래가 끓다
鼻水がでる	はなみずがでる	콧물이 나오다
熱がある	ねつがある	열이 있다
風邪薬	かぜぐすり	감기약
アレルギー	あれるぎい	알레르기
相性	あいしょう	궁합
副作用	ふくさよう	부작용
眠気	ねむけ	졸림
口が渇く	くちがかわく	입이 마르다
便秘気味	べんぴぎみ	변비기
発疹	はっしん	발진
発赤	はっせき	발적
痒み	かゆみ	가려움
吐き気	はきけ	메스꺼움
嘔吐	おうと	구토
食欲減退	しょくよくげんたい	식욕감퇴
めまい		어지럼증
血尿	けつにょう	혈뇨
服薬	ふくやく	복약

(2) 대화 연습 번역

손님 : 안녕하세요.

약제사 : 네, 무슨 일이신가요?

손님 : 감기에 걸린 것 같은데요.

약제사 : 그건 안됐군요. 어떤 증상이신가요?

손님 : 목이 아프고 가래도 끓고 콧물도 나옵니다. 머리도 조금 아프고 열도 있습니다.

약제사 : 그렇군요. 알겠습니다. 이쪽이 감기약 코너입니다.

손님 : 그렇군요. 어떤 약이 좋은가요?

약제사 : 약이나 음식 중에 알레르기가 있습니까?

손님 : 특별히 없습니다.

약제사 : 그럼, 현재 사용 중인 약은 있습니까?

손님 : 아니요, 없습니다만, 왜요?

약제사 : 사용 중인 약과의 궁합도 중요하니까요… 이 약이 좋을 것 같습니다만, 특별히 신경 쓰이는 부분이 있나요?

손님 : 글쎄요, 부작용은 있나요?

약제사 : 졸리거나 입이 마르거나 조금 변비가 생길 수도 있습니다. 발진이나 발적, 전신의 가려움증, 메스꺼움, 구토, 식욕감퇴, 어지럼증, 혈뇨 등이 보일 경우 복약을 중지하고 상담을 받으시기 바랍니다.

손님 : 알겠습니다. 그럼 그 약을 주세요.

약제사 : 네. 550엔입니다. 건강에 조심하십시오.

(4) 문제 풀이 정답

가.

1) 가래침 뱉는 것을 금함. 禁痰(きんたん)

2) 병균이 있는가를 조사하기 위한 가래 검사. 検痰(けんたん)

3) 가래 뱉는 그릇. 痰吐き(たんはき)

4) 목이나 기관지에 있는 담을 없앰. 去痰(きょたん)

5) 가래를 뱉음. 喀痰(かくたん)

6) 가래와 기침. 痰咳(たんせき)

나.

1) 緊張のあまり(口が渇いてしまった)。

2) 暑さのせいか(喉が渇いてしまった)。

8) 검사

(1) 단어 연습 정답

일본어	読み仮名	한국어
辛い	つらい	힘들다
リラックス	りらっくす	편안하다
膝	ひざ	무릎
顎	あご	턱
うつ伏せ	うつぶせ	아래쪽을 보다
肩	かた	어깨
力を入れる	ちからをいれる	힘을 주다
姿勢を崩す	しせいをくずす	자세를 흐트러뜨리다
唾	つば	침
溜まる	たまる	고이다
垂れ流す	たれながす	흐르게 놔두다
汚す	よごれ	더럽히다
喉	のど	목
控える	ひかえる	억제하다, 참다
息遣い	いきづかい	숨쉬기
息が詰まる	いきがつまる	숨이 막히다
勘違い	かんちがい	오해
通り道	とおりみち	통로
息をする	いきをする	숨을 쉬다
もらす		새게 하다
ため息	ためいき	한숨

일본어	読み仮名	한국어
力を抜く	ちからをぬく	힘을 빼다
検査	けんさ	검사
痰	たん	가래
お腹が張る	おなかがはる	배가 팽팽해지다
ゲップ	げっぷ	트림
十二指腸	じゅうにしちょう	십이지장
胃	い	위장
皺	しわ	주름
辛抱	しんぼう	참다
息を止める	いきをとめる	숨을 멈추다

(2) 대화 연습 번역

의사 : 안녕하세요. 처음이십니까? 긴장하고 계신가요?

환자 : 네, 처음입니다.

의사 : 내시경 자체는 힘든 것이 아닙니다. 제가 드리는 설명을 잘 듣고 지켜주시면 됩니다. 내시경을 잘하기 위한 비결이 있는데요, 그 비결만 아시면 아프지 않습니다.

환자 : 네.

의사 : 편안하게 계세요. 우선 자세입니다만, 오른쪽 다리를 앞으로 내주세요. 무릎을 붙이세요. 턱을 조금 올리고, 조금 아래쪽을 보세요. 어깨에 힘을 주지 말고 이 자세를 유지하셔야 합니다. 그리고 눈은 떠주세요.

환자 : 네.

의사 : 눈을 감으면 긴장해서 몸이 경직되기 쉽습니다. 그러니까 마음을 차분히 가라앉히시고 눈을 뜬 채로 이 자세를 유지하시기 바랍니다. 하실 수 있겠지요?

환자 : 네.

의사 : 내시경이 들어가면 아무래도 입 속에 침이 고이게 됩니다. 침은 삼키지 마시고 흐르게 놔두세요. 이 부분은 더러워져도 상관없습니다. 삼키게 되면, 내시경을 삼킨 상태이기 때문에 침이 가슴 쪽으로 들어갈 수도 있습니다. 또한 내시경이 딱딱한 만큼 목에 통증을 느끼게 됩니다. 그러니까 가능한 삼키지 않도록 해주세요. 내시경을 잘하기 위해서 가장 중요한 것은 숨쉬기입니다. 처음 하시는 분들은 내시경이 들어가면 숨이 막힐 것이라고 오해하시는데 공기가 지나가는 통로와 내시경의 통로는 다릅니다. 당황하지 마시고 천천히 숨을 쉬면 됩니다. 숨 쉬는 방법에는 비결이 있는데요.

후~~~~~~~~~~~~~하고 의식적으로 천천히 숨이 새나가는 듯이 편안하게 한숨을 쉬시면 됩니다. 이것만 잘하면 됩니다.

환자 : 알겠습니다.

의사 : 내시경을 입에 가볍게 물어 주세요. 어깨 힘을 빼주세요. 그럼 검사를 시작하겠습니다. 내시경 들어갑니다. 혀끝에 내시경이 닿습니다. 천천히 한숨을 쉬세요. 당황하지 마시고 천천히 한숨입니다. 목이 조금 불편하실 것입니다.

참으세요. 목의 가래를 빼겠습니다. 천천히 숨을 쉬세요. 마음을 가라앉히고 천천히 숨을 쉽니다. 크게 천천히 숨을 쉬세요. 아주 잘하고 계십니다. 길게 한숨을 쉬세요. 천천히 마음을 가라앉히고 숨을 쉬세요. 배에 조금 공기가 들어갑니다.

배가 불러올 것인데요, 트림은 참아주세요. 천천히 숨을 쉬세요. 당황하지 마시고 천천히 숨을 쉬세요. 크게 천천히 한숨입니다. 배가 조금 눌릴 것입니다. 배속의 십이지장을 보겠습니다. 서두르지 마시고 천천히 숨을 쉬세요. 아주 잘하고 계세요. 조금만 더 힘을 냅시다. 크게 크게 천천히 숨을 쉬세요.

다시 배속에 공기가 들어갑니다. 조금 눌립니다. 크게 천천히 숨을 쉬세요. 마지막으로 배속에 조금 공기를 넣습니다. 위장은 주름이 많기 때문에 공기를 넣어서 펴지 않으면 잘 보이지 않습니다. 그래서 공기를 넣습니다. 배가 팽팽해집니다. 조금 있다가 공기를 빼고 편하게 해드릴 테니까 조금만 참아주세요. 조금만 더 참아주세요. 참으세요. 천천히 숨을 쉬세요.

네, 그럼 마치도록 하겠습니다. 잘 하셨습니다. 천천히 숨을 쉬세요. 이제 배속 공기를 빼면 끝입니다. 위 속은 아주 깨끗합니다. 숨을 멈추세요. 이제 침은 뱉으셔도 좋습니다.

어떠셨나요?

환자 : 괜찮았습니다.

⑷ 문제 풀이 정답

가.

1) 笑う+ず = 笑わず

2) 楽しむ+ず = 楽しまず

3) 乗る+ず = 乗らず

나.

1) できるだけ(極力)

2) コツ(奥義)

3) リラックスする(寛ぐ)

9) 췌장암

(1) 단어 연습 정답

일본어	読み仮名	한국어
膵臓	すいぞう	췌장
胃	い	위장
裏側	うらがわ	뒤편
臓器	ぞうき	장기
片方	かたほう	한쪽
端	はし	끝
十二指腸	じゅうにしちょう	십이지장
膵液	すいえき	췌액
分泌	ぶんぴ	분비
強力	きょうりょく	강력
消化酵素	しょうかこうそ	소화효소
蛋白質	たんぱくしつ	단백질
脂肪	しぼう	지방
炭水化物	たんすいかぶつ	탄수화물
分解	ぶんかい	분해
通過	つうか	통과
外分泌機能	がいぶんぴきのう	외분비기능
重要	じゅうよう	중요
内分泌機能	ないぶんぴきのう	내분비기능
血液中	けつえきちゅう	혈액 속
細胞	さいぼう	세포

일본어	読み仮名	한국어
エネルギー源	えねるぎいげん	에너지원
血糖値	けっとうち	혈당치
膵炎	すいえん	췌장염
糖尿病	とうにょうびょう	당뇨병
膵癌	すいがん	췌장암
代表的	だいひょうてき	대표적
大部分	だいぶぶん	대부분
悪性腫瘍	あくせいしゅよう	악성종양
早期	そうき	조기
診断	しんだん	진단
困難	こんなん	어렵다, 곤란
取り囲む	とりかこむ	둘러싸다
障壁	しょうへき	장벽
病変	びょうへん	병변
更に	さらに	뿐만 아니라
到達	とうたつ	도달
血管	けっかん	혈관
乏しい	とぼしい	빈약하다
徹底	てってい	철저
治療	ちりょう	치료
治しにくい	なおしにくい	고치기 힘들다
生存率	せいぞんりつ	생존율
症状	しょうじょう	증상
頭部	とうぶ	두부

일본어	読み仮名	한국어
体部	たいぶ	체부
尾部	びぶ	미부
黄疸	おうだん	황달
上腹部	じょうふくぶ	상복부
背中	せなか	등
持続	じぞく	지속
倦怠感	けんたいかん	권태감
食欲不振	しょくよくふしん	식욕부진
急激	きゅうげき	급격
体重減少	たいじゅうげんしょう	체중감소
特有	とくゆう	특유
検査	けんさ	검사
異常	いじょう	이상
違和感	いわかん	위화감
発症	はっしょう	발병
徴候	ちょうこう	징후

(2) 대화연습

질문 : 췌장은 어떤 역할을 하나요?

답 : 췌장은 위 뒤편에 있는 장기로 한쪽 끝은 십이지장, 반대쪽 끝은 췌장에 접해 있습니다. 음식이 십이지장에 달하면 췌장에서 췌액이 분비되고 거기에 포함된 강력한 소화효소가 단백질이나 지방, 탄수화물을 소화 분해합니다. 특히 지방은 위장에서 거의 분해되지 않고 통과하기 때문에 췌액으로 처음으로 분해됩니다. 이것이 췌장의 외분비기능입니다.

췌장의 또 하나의 중요한 역할은 인슐린과 글루카곤이라는 호르몬을 분비하는 내분비기능입니다. 인슐린은 혈액 속의 포도당을 세포를 흡수하여 에너지원으로 바꾸어 혈당치를 낮추는 역할을 합니다.

질문 : 췌장 질환에는 어떤 것이 있습니까?

답 : 췌장염, 당뇨병, 췌장암이 대표적인 질환입니다.

질문 : 췌장암은 어떤 병입니까?

답 : 췌장의 대부분은 췌관에서 발생하는 악성 종양입니다. 췌장은 몸속 깊은 곳에 있기 때문에 조기발견, 진단이 어려우며 또한 췌장 앞뒷면을 둘러싼 장벽이 없으므로 병변이 확대되기 쉽고 뿐만 아니라 암에 도달하는 혈관이 빈약하기 때문에 철저한 치료가 어렵습니다. 이 때문에 췌장암은 '고치기 힘든 암'의 대표로 수술이 잘되었다 하더라도 5년 생존율은 약 20%이며, 전체로 봐도 많아도 7%입니다.

질문 : 췌장암 증상에는 어떤 것이 있나요?

답 : 췌장의 두부, 체부, 미부 등 암이 발생한 장소에 따라 증상이 다릅니다. 주요 증상으로는 황달, 상 복부 또는 등의 지속적 통증, 권태감, 식욕부진, 급격한 체중감소 등입니다만 췌장암만의 특유한 증상은 없습니다. 하지만 위장 검사를 받아도 이상이 없을 경우의 상 복부 위화감, 통증에는 조심하십시오. 그리고 갑작스런 당뇨병 발병, 체중감소도 중요한 징후입니다.

(4) 문제 풀이

가.

1) 注文の品物は、（ ほとんど ）出来上がっています。

2) 商品の値段を（ 更に ）交渉する。

3) 集まっても（ せいぜい ）5人くらいだろう。

나.

1) 길가로 비키다.

2) 저 건물 뒤쪽에 유명한 메밀국수집이 있다.

10) ピロリ菌

(1) 단어 연습 정답

일본어	読み仮名	한국어
菌	きん	균
胃	い	위장
粘膜	ねんまく	점막
表面	ひょうめん	표면
細胞	さいぼう	세포
入り込む	はいりこむ	깊숙이 들어가다
炎症	えんしょう	염증
全て	すべて	모두
生活環境	せいかつかんきょう	생활환경
整備	せいび	정비
感染率	かんせんりつ	감염률
移る	うつる	옮다
感染経路	かんせんけいろ	감염경로
免疫能力	めんえきのうりょく	면역능력
不完全	ふかんぜん	불완전
幼少期	ようしょうき	유아기
成人	せいじん	성인
機会	きかい	기회
幼児	ようじ	유아
口移し	くちうつし	입으로 옮기다
与える	あたえる	주다

일본어	読み仮名	한국어
潰瘍	かいよう	궤양
胃潰瘍	いかいよう	위궤양
十二指腸潰瘍	じゅうにしちょうかいよう	십이지장궤양
比重	ひじゅう	비중
占める	しめる	차지하다
発生	はっせい	발생
関わる	かかわる	관여하다

(2) 대화연습

질문 : '헬리코박터 파일로리균'은 어떤 균입니까?

답 : 사람들의 위장 점막 표면이나 세포 사이에 깊숙이 들어가서 염증을 일으킵니다.

질문 : 파일로리균은 모든 사람 위장 속에 있는 것인가요?

답 : 모든 사람 위장 속에 있는 것은 아닙니다. 일본에서는 생활환경 정비로 인해 30세 이하의 경우 감염률이 낮습니다만, 40세 이상에서는 70～80%가 파일로리균에 감염되어 있습니다.

질문 : 파일로리균은 옮나요?

답 : 파일로리균은 주로 입을 통해 감염됩니다만 감염경로는 확실하지 않습니다. 하지만 감염은 면역 능력이 불완전한 유년기에 일어나며 성인은 감염될 기회는 거의 없을 것이라고 생각됩니다. 부모가 파일로리균에 감염된 가정의 경우 유아에게 입으로 음식을 옮겨주거나 하지 않도록 하는 등의 주의가 필요할 것입니다.

질문 : 위장에 파일로리균이 있으면 반드시 궤양이 됩니까?

답 : 파일로리균에 감염된다고 반드시 궤양이 되는 것은 아닙니다. 파일로리균 감염자 중 2～3%가 궤양이 됩니다. 그러나 위궤양이나 십이지장궤양인 사람의 약 80～95%가 파일로리균에 감염되어 있으며 파일로리균은 궤양의 원인으로 큰 비중을 차지하고 있습니다.

질문 : 위장에 파일로리균이 되면 위암이 된다고 하는데 정말입니까?

답 : 위암 환자들은 파일로리균 감염률이 높고 위암 발생에 파일로리균이 관여되어 있는 것이 아닌가 의심되고 있습니다만 정확한 것은 밝혀지지 않았습니다.

(4) 문제 풀이

가.

1) 当てる＋込む ＝ 当て込む。기대를 걸고 행동하다.

2) 言う＋込む ＝ 言い込む。신청하다.

3) 売る＋込む ＝ 売り込む。팔아넘기다.

4) 追う＋込む ＝ 追い込む。몰아넣다

나.

1) 월급에 차지하는 교육비 비중이 매년 증가한다.

2) 아이에게 입으로 밥을 넘겨 먹여 주는 어머니.

11) 식이요법

(1) 단어 연습 정답

일본어	読み仮名	한국어
内臓脂肪	ないぞうしぼう	내장지방
肥満	ひまん	비만
高血糖	こうけっとう	고혈당
脂質異常	ししついじょう	지질이상
高血圧	こうけつあつ	고혈압
引き起こす	ひきおこす	일으키다
引き金	ひきがね	계기
減量	げんりょう	감량
勧める	すすめる	추천하다, 권장하다
規則正しい	きそくただしい	규칙적
食生活	しょくせいかつ	식생활
朝食	ちょうしょく	아침밥
方法	ほうほう	방법
食欲	しょくよく	식욕
前夜	ぜんや	전날 밤
遅く	おそく	늦다
習慣	しゅうかん	습관
職場	しょくば	직장, 사무실
果物	くだもの	과일
外食	がいしょく	외식
守る	まもる	지키다

일본어	読み仮名	한국어
調整	ちょうせい	조정
難しい	むずかしい	어렵다
諦める	あきらめる	포기하다
残す	のこす	남기다
汁物	しるもの	국물
漬物	つけもの	쓰케모노(일본식 김치)
工夫	くふう	궁리, 아이디어
野菜類	やさいるい	야채류
不足	ふそく	부족
追加	ついか	추가
自宅	じたく	집, 자택
心掛ける	こころがける	노력하다, 힘쓰다
下ごしらえ	したごしらえ	손질
面倒	めんどう	귀찮다
簡単	かんたん	간단, 손쉽다
確実	かくじつ	확실
挙げる	あげる	들다
試す	ためす	시도하다
生で食べる	なまでたべる	생으로 먹다
常備する	じょうびする	상비하다
途中	とちゅう	도중, 중간
処理	しょり	처리
冷凍野菜	れいとうやさい	냉동야채
利用	りよう	이용

일본어	読み仮名	한국어
味噌汁	みそしる	된장국
具	ぐ	건더기
用意	ようい	준비
最後	さいご	마지막
皮むき器	かわむきき	필러

(2) 대화 연습

의사 : 내장지방이 걱정이네요. 내장지방형 비만이 될 경우 고혈당이나 지질이상, 고혈압을 일으키는 계기가 되므로 지금부터 조심하시는 것이 좋을 것 같습니다. 조금 감량하시는 것을 권장합니다.

환자 : 선생님. 좀처럼 규칙적인 식생활을 할 수가 없습니다만, 어떻게 하면 될까요?

의사 : 글쎄요, 아침밥은 드십니까?

환자 : 아니요, 아침에는 아무것도 먹고 싶지가 않아서 먹지 않는 경우가 많습니다. 아침밥을 먹을 수 있게 되는 방법은 있나요?

의사 : 식욕이 없어서 못 먹는 것은 전날 저녁 늦게 많이 먹기 때문일 수도 있습니다. 저녁에 먹는 양을 줄여 봅시다. 그리고 아침은 먹을 수 있을 것 같은 음식부터 시작해서, 아침밥을 먹는 습관을 기르도록 합시다. 일어나고 나서 시간이 지나면 음식을 먹을 수 있을 경우에는 사무실 등에 도착한 후에 주먹밥이나 빵, 과일, 요구르트 같은 것을 먹는 것이 좋습니다.

환자 : 아침밥을 못 먹는 것뿐만 아니라 점심도 외식이 많아서 규칙적인 식습관을 지키기가 어렵습니다.

의사 : 외식을 할 경우, 무엇을 얼마나 먹었는지 확인하기가 쉽지 않으므로 조정하는 것이 어려울 수도 있습니다. 하지만 외식을 한다고 해서 포기하지 말고 밥의 양을 정해서 많을 경우에는 남기고, 국물이나 김치(일본식 김치)는 남기는 등의 궁리가 중요합니다. 또한 외식이 계속될 경우 야채류가 부족해지기 쉬우므로 야채요리를 추가하거나 집에서 야채류를 확실히 섭취하도록 노력합시다.

환자 : 역시 그렇군요. 외식이 많아서 야채가 부족해지기 쉽다고는 생각했습니다만… 하지만 야채를 많이 먹기 위해서는 어떻게 하면 될까요?

의사 : 야채 요리는 손질하는 데 시간이 걸려서 번거롭게 느껴지는 경우가 있을지도 모르겠습니다. 간단하고 확실하게 야채를 섭취하는 포인트를 가르쳐드릴테니 시도해 보시기 바랍니다.
우선 생으로 먹을 수 있는 야채를 상비합니다. 그리고 야채는 한꺼번에 중간 과정까지 손질해 두거나, 커트야채나 냉동야채를 이용합니다. 또한 야채를 충분히 된장국이나 국물 건더기로 조금 많이 준비해 둡니다. 마지막으로 필러나 슬라이서 등 조리를 손쉽게 할 수 있는 기구를 이용합니다. 이런 작은 아이디어로 야채를 풍부하게 먹을 수 있는 것입니다.

환자 : 선생님 감사합니다. 가르쳐주신 방법으로 노력해 보겠습니다.

(4) 문제 풀이

가.

1) タクシーが（ なかなか ）つかまらない。

2) 若いのに（ しっかり ）している。

3) 時間は（ たっぷり ）ある。

나.

1) 済む → 解決

2) 引き金 → 切っ掛け

3) たっぷり → 十分

II. 번역

1. 번역의 의미

번역이란 Source 언어로 쓰인 Source Text의 메시지(M1)를 Target 언어로 Target Text의 메시지(M2)로 바꾸는 것을 말한다.

이때 Source 언어로 읽은 수신자(R1)와 같은 감동과 영향과 반응이 Target 언어로 번역된 Text를 읽은 수신자(R2)에게도 똑같이 나타나야 한다.

번역은 어휘나 표현을 단순히 Source 언어에서 Target 언어로 바꾸는 것이 아니라 그 안에 담긴 메시지(저자의 말하고자 하는 바)를 그대로 담아 Target 언어로 표현하는 작업인 것이다. 즉, 어휘, 표현 등이 아닌 텍스트 차원으로 행해져야 한다는 것이다.

다시 말해 표면적 표현이 아닌 내용, 다시 말해 '말하고자 하는 바'를 번역해야 한다. '말하고자 하는 바'란 글쓴이의 의도를 담은 표현이며, 이와 똑같은 가치를 번역에 부여하는 다시 말해 등가(equivalence)를 찾는 작업을 번역이라고 할 수 있을 것이다.

그러므로 번역이 잘됐는지 여부는 어휘나 표현 차원이 아닌 메시지 차원에서 평가되어야 하며, 번역의 성공 여부는 수신자들이 받는 감동, 영향, 반응으로 평가되어야 한다는 것이다.

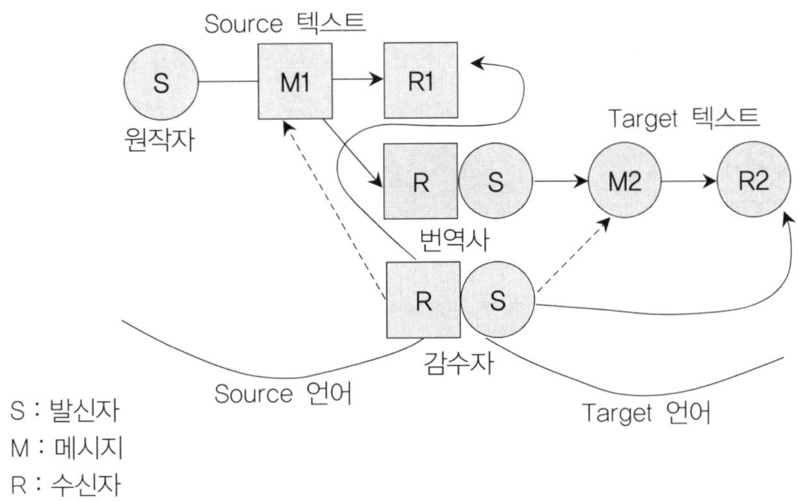

2. 번역에 필요한 지식

번역을 잘하기 위해서는 갖춰야 할 지식이 있다. 여기에서는 번역사가 어떠한 지식을 최소한 갖추고 있어야 하는지 알아보도록 한다.

1) 언어 지식

A 언어 및 B 언어의 문법적 지식이나 어휘력, 관용적 표현 등을 말한다.

A 언어 : 모국어. 이해하거나 표현하는 데 어려움이 없는 언어로 능동적으로 구사 가능한 언어를 말한다.

B 언어 : 모국어는 아니나 모국어와 비슷한 수준의 언어로 A 언어를 익힌 후 배웠거나 A 언어에 비해 덜 노출된 언어를 말한다. 이해하거나 표현하는 데 어려움이 없으며 능동적으로 구사 가능한 언어이다.

C 언어 : 수동언어로 이해하는 데는 어려움이 없으나 표현에는 한계가 있는 언어를 말한다. 유럽 등 다국어 구사자가 많은 지역에서는 C 언어의 텍스트를 A 언어 또는 B 언어로 번역하는 경우도 있다.

2) 상황 지식

일반적인 상식, 문화적 지식 등 세계지(世界知)에 해당하는 지식을 말한다. 평생 동안 개인의 경험적 지식이나 체험을 통해 독서, 교육, 대화, 매체 등을 통해 습득한다.

3) 주제 지식

커뮤니케이션이 진행되는 상황에서 다루어지는 분야에 대한 지식으로 전문용어, 배경 지식 등을 말한다. 전문용어란 특정 분야에서 공적으로 통용되는 용어이나 그 분야에 정통하지 않은 자에게는 통하지 않는 용어인 경우가 많다. 전문용어가 사용되는 이유는 그 용어가 사물의 설명 등에 있어서 보다 간단하게 표현할 수 있기 때문이다.

4) 문맥 지식

동일 텍스트 내에서 제시되는 새로운 정보로 번역하는 동안 지속적으로 저장되어 활용되는 지식을 말한다.

언어 지식, 상황 지식, 주제 지식은 장기기억에 속하는 예비적 지식인 반면 문맥 지식은 그보다는 상대적으로 단기에 속하는 지식이며, 텍스트를 통해 얻은 정보를 잠시 저장하여 이해/표현을 돕기 위해 활용되었다가 사라지는 지식을 말한다.

3. 번역의 대상

번역의 대상은 랑그가 아닌 파롤이다. 랑그란 사회적이고 체계적 측면(즉, 어휘나 문법 등 언어상의 규칙 등)을 말하며, 파롤은 개인적이고 구체적인 발화의 실행과 관련된 측면(메시지)을 말한다. 즉, 개인이 랑그의 규칙과 조건에 따라 그 의사를 표현하기 위해 행하는 구체적 발화행위를 파롤이라 한다.

언어는 다른 이와의 의사소통이기 때문에 서로 공통된 규칙이 존재한다. 여기서 우리가 '개별적'으로 대화하는 것을 파롤, 공통된 문법이나 낱말들에 존재하는 서로간의 규칙으로 고정적인 것을 랑그라고 한다. 예를 들어 공통적인 '마음'이라는 낱말을 인식할 수 있는데 이를 랑그라고 볼 수 있다. 또한 실제 대화할 때 상황에 따라 '마음'은 조금씩 다른 느낌을 줄 수 있는데, 이를 파롤이라고 볼 수 있다. 같은 말이라도 상황이나 억양에 따라 받아들이는 뜻이 달라지는 것도 이 파롤 때문이다. 즉, 번역의 대상은 사전적 어휘, 표현에 한정된 랑그가 아닌, 실제 상황에서 랑그가 의미하는 '파롤'이어야 한다는 것이다.

또한 번역의 대상은 구어가 아닌 문어이다. 문어의 특징을 잘 알고 있어야 좋은 번역을 할 수 있을 것이다. 여기에서는 문어에 대해 알아보도록 한다.

- 글말이라고도 하고 문자 언어라고도 한다.
- 읽거나 쓰는 데 사용되는 말이다.
- 경우에 따라서는 격식을 갖춘 [사전에 준비된] 구어도 포함된다.
- 시간과 공간을 초월하여 전달될 수 있다.
- 언어의 축약이나 문장 성분의 생략이 적으며 어휘도 대체로 신중하게 선택하여 사용한다.

  ex) 담배 피지 마세요. (구어)

  흡연을 삼가해 주시기 바랍니다. (문어)
- 구어에 비해 문장의 길이가 길고 함축된 표현을 사용한다.
- 구어에 비해 문법적 정확성이나 표현의 아름다움에 신경을 쓴다.

이러한 특징을 지닌 문어 텍스트를 우리는 어디까지 번역할 것인가. 지나치게 의역을 하거나 표면적 어휘만 대체한 직역을 할 때 독자들은 번역사의 과도한 또는 무책임한 개입에 부정확한 메시지를 전달받게 된다.

다음은 한 문장에 내포된 전제, 사실, 의도이다.

ex)「彼は煙草をやめたそうです」

- 前提：以前、彼は煙草を吸っていた。
- 事実：彼はもう煙草を吸わない。
- 意図：彼も煙草を止めたんだから、あなたも止めたら?

번역은 전제를 시사하면서 본문과 동등한 역할을 하는 사실을 전달하고 의도를 내포해야 한다. 의도를 노골적으로 표면화하는 것은 번역이 아니다. 의도를 해석하는 것은 번역사가 아닌 독자들의 역할로 남겨 둬야 한다.

4. 번역의 프로세스

번역은 이해와 표현의 양대 축으로 이루어진다.

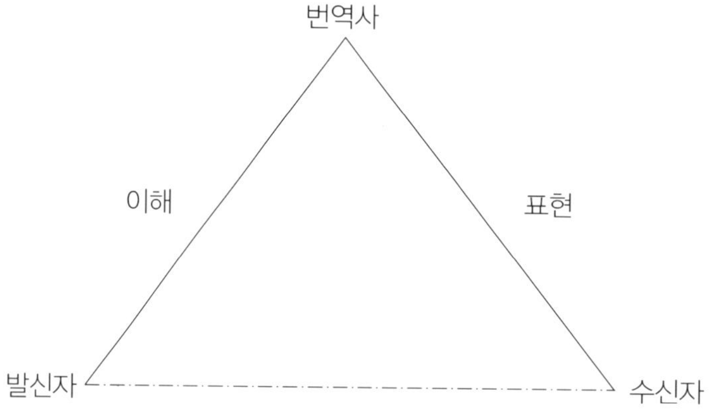

1) 이해란

단순히 읽고 '아는' 것이 아니라 텍스트가 말하고자 하는 바(sense)를 이해하는 것을 말한다. 표면적으로 나타나는 표현이 아니라 그 속에 숨어 있는, 저자가 말하고자 하는 바를 이해 해야 한다. 다시 말해 해석을 동반하는 이해를 해야 한다는 것이다. 해석을 동반하는 이해가 결여된 번역은 결과적으로 잘못된 메시지를 전달하거나 아무런 메시지도 전달되지 않는 경우도 있다.

2) 표현이란

번역은 일반적 글쓰기와 달리 내가 아닌 타인에 의해 제시된 메시지, 다시 말해 내용물에 적절한 표현(그릇)을 입히는 작업이다. 우리가 요리를 먹을 때 요리 자체를 통해 얻는 기쁨이 가장 크고 중요하지만 그것을 담는 그릇에 따라서 보다 큰 만족감, 행복함을 느낄 수 있듯이, 번역에 있어서도 저자가 말하고자 하는 바를 정확하게 내포하는 것이 중요하나 이를 어떤 그릇(표현)에 담느냐에 따라 읽는 이가 느끼는 만족감, 감동이 극대화될 수 있는 것이다.

5. 번역의 지향 목표

번역의 3가지 기본목적을 정리하자면 다음과 같다.

- 명확성 : 번역하는 자가 제공하는 번역 텍스트가 독자에게 읽기 쉽도록 쓰여서 독자가 텍스트를 즉각적으로 이해할 수 있도록 한다.

- 효율성 : 번역하는 자가 번역한 텍스트가 효율적이어서 원본 텍스트에 있는 모든 정보가 번역 텍스트에도 포함되어 있도록 한다.

- 기능성 : 텍스트를 이용할 독자가 그에게 주어진 정보를 신뢰할 수 있어야 한다.

원문 내용을 다른 언어로 재현하는 것이 번역이며 이를 위해서는 문법적으로도 어휘상으로도 많은 조정, 다시 말해 언어적 조작이 필요하다.

ex) 차린 것은 없습니다만, 많이 드십시오.
何もありませんが、どうぞ召し上がってください。

한국에서 손님을 대접할 때 많이 드시라고 한다. 이는 한국의 문화적 습관에 기인하는 것이라 할 수 있을 것이다. 이러한 표현은 한국에서는 미덕인 것이다. 하지만 일본에서는 그러한 표현을 사용하지 않는다. '많이'라는 표현을 그대로 사용하게 되면 문장 자체가 의도하는 바를 이해하기가 어려워질 뿐만 아니라 자칫 무례해 보일 수도 있다. 그러므로 이럴 경우에는 겸손하게 '드셔주십시오' 정도의 표현으로 하는 것이 바람직할 것이다.

앞서 어휘적 차원으로 접근하면 번역은 불가능할 수밖에 없다고 하였으나 어휘 차원을 넘어 문장 차원 나아가서 텍스트 차원의 번역을 하기 위해서는 의도적으로 어휘에 집착하지 않도록 유의해야 한다.

6. 번역에서의 우선순위

번역을 하는 데 있어서 2가지 유의할 것이 있다.

1) 텍스트의 문맥을 중시하는 번역은 축어적 번역보다 우선된다.

다시 말해 언어상 형식에 얽매이는 번역을 해서는 안 된다는 뜻이다. 각 언어는 인간의 경험의 총체를 심벌(언어 체계)로 표현한다. 그러므로 자신들의 경험 내에 존재하는 것은 무엇이든 자유롭게 말할 수 있다. 그러나 다른 언어체계에서 그것을 표현하고자 할 때 다른 언어체계에서 그 어휘에 해당하는 표현이 없을 경우, 번역은 텍스트의 문맥을 중시하는 번역이 되어야 한다는 것이다. 하나의 번역 전략으로 층위를 달리하여 번역하는 방법이 있다. 예를 들어 부산풍뎅이라는 한국 고유생물을 일본어로 표현할 방법이 없다 하자. 이때 우리는 부산풍뎅이의 윗 층위에 해당하는 '풍뎅이'를 대체어로 선택할 수 있다. '한국 고유의 풍뎅이'라는 표현이, 정확한 대치어는 아니나 문맥상 큰 손상이 없다면 가능하다는 것이다.

ex) 부산풍뎅이 → 풍뎅이 → 곤충

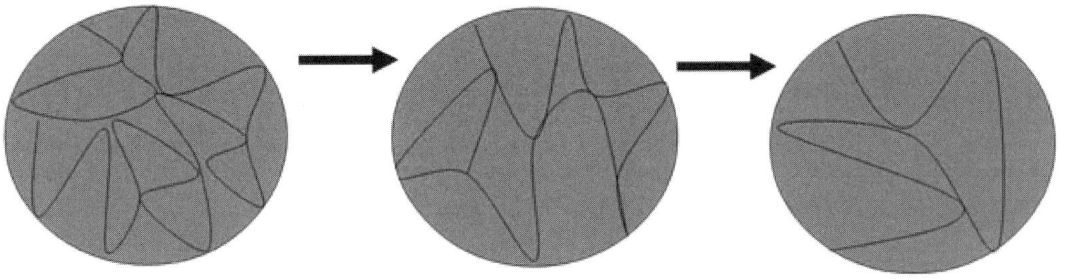

2) 내용 중시 대응은 형식 중시 대응보다 우선된다.

각 언어는 고유의 언어체계를 지닌다고 하였다. 예를 들어 일본은 숲을 뜻하는 표현으로 '林'과 '森'이 있다. 모두 사전적 의미는 '숲'이다. '森'이라고 했을 때 뭐라고 할 것인가? 또한 한국어에는 맛에 대한 표현이 다양하다. 예를 들어 '싱겁다', '밍밍하다', '맨송맨송하다', '심심하다' 등 이러한 표현은 모두 일본어로 '薄い'라고 표현될 것이다. 이는 문화, 관습을 바탕으로 한 언어체계가 다르기 때문에 나타나는 현상이며 번역사는 재차 언급했듯이 표현에 얽매이지 말고 다양한 전략을 구사하여 그 안에 들어 있는 내용을 전달하도록 노력해야 할 것이다.

7. 한국어와 일본어 상호 번역의 문제

여기에서는 한국어와 일본어 상호 번역에 있어서 종종 발생되기 쉬운 몇 가지 문제, 1) 언어간섭, 2) 쉼표, 3) 대우 표현, 4) 일본어 표현의 한국어 표기, 5) 기타 유의 사항 등에 대해 살펴보기로 한다.

1) 언어간섭

제2언어 학습에서 간섭의 역할을 강조하는 것은 흔히 있는 일이다. 물론 모국어 간섭은 제2언어 학습자 간에 뚜렷한 오류의 원인이 되고 있기 때문에 당연한 일일 수도 있을 것이다. 인간이 제2언어 학습 과정을 촉진하기 위해 선경험한 언어를 활용한다는 것은 학습이론상 명백한 사실일 것이다. 그러나 모국어가 때로는 부정적인 전이가 되기도 하는데 이때 간섭이 일어난다. 그러나 제2언어 학습자의 모국어가 때로는 긍정적으로 전이되는 경우가 있는데 이럴 경우 학습자는 모국어에 의해 촉진(facilitation)적 영향을 받게 된다. 이러한 의미에서는 간섭이 긍정적 역할을 한다고 하겠다. 그러나 번역에 있어서의 언어간섭은 조금 다르다.

D. Seleskovitch는 통번역에 있어서의 언어간섭을 다음과 같이 말한다.

"언어간섭의 위험은 공통어원을 가진 언어의 경우 더욱 커진다. 하지만 언어적 거리가 멀지 않은 언어들의 경우 언어간섭이 그저 그런 통번역을 낳을 수도 있고 어법, 어투, 표현이 이상하게 느껴질 수도 있지만 메시지는 완전치 않더라도 부분적으로 전달될 것이기 때문에 메시지를 완전히 이해할 수 없게 될 가능성은 별로 없다."

다시 말해 공통어원을 가진 한국어와 일본어에 있어서 언어간섭의 문제는 다른 언어에 비해 발생하는 빈도가 높으며 번역의 질 또한 떨어뜨리게 된다는 것이다.

2) 쉼표

두 번째로 한국어와 일본어 번역에 있어서 쉼표 사용의 문제가 있다. 일본어는 띄어쓰기를 하지 않으며 이 때문에 한국어에 비해 쉼표를 많이 사용한다. 그런데 일본어 텍스트를 한국어로 번역할 때 번역사가 쉼표를 그대로 사용하게 되면 부자연스러운 번역문을 산출하게 되는 것이다.

일본어와 한국어의 쉼표 사용에 대해 살펴보면 다음과 같다.

(1) 일본어 쉼표 사용방법(読点の打ち方)

① 文の主題となる語のあと	1) 叙述の主題となる語(主語)のあとに打つ。 (ゾウは、鼻が長い。) 2) 助詞のつかない主語のあと (ぼく、知らないよ。)
② 役割の同じ語句が並ぶ場合	1) 重文(主語・述語を備えた文の対等な合成) (おじいさんは山へシバ刈りに(行き)、おばあさんは川へせんたくに行きました。) 2) 述語が二つ以上あるとき (犬が立ちあがり、ほえだした。) 3) 語句が二つ以上並ぶとき (静かな、明るい朝です。) 4) 同格(イコール)関係の語の間 (それは1945年、昭和20年のことであった。)
③ 叙述に関する、限定・条件などを表す前おき文のあと	1) 限定・条件を表す前おき文のあと (犬が追いかけてきたので(から)、走って逃げた。) 2) 時・場合などを表す語句が、文全体を限定する場合、その語句のあと (その時、戸があいた。) 3) 接続詞のあと (しかし、誰も彼を理解しようとはしなかった。) 4) 文頭に用いる副詞のあと (もしも、雨がふったら…。) 5) 感動詞・呼びかけ・応答などのことばのあと (おお、寒い。 ねえ、君。)
④ 倒置	1) 主語が文の中間に置かれた場合、その前に打つ (やぶの中から、ウサギが出てきた。) 2) 述語が文の中間に置かれた場合、そのあとに打つ (ぼくは知らないね、そんなこと。)
⑤ 会話文・引用文など、カギで囲む場合	1) カギの前では必ず打つ (次郎が、「あれは何だろう」と言った。) 2) カギで囲まない場合、次のように打つことがある (次郎が、あれは何だろう、と言った。)
⑥ 読み誤りや、読みにくさをさけるために	1) 読み誤りをさける場合 (大急ぎで、逃げる男のあとを追いかけた。 大急ぎで逃げる男のあとを、追いかけた。) 2) 読みにくさをさける場合 (裏の山の、松の木の上の鳥の巣が、風でこわれてしまった。)

⑦ 息の切れ目 ・ 読みの間	(カーン、カーンと、鐘は鳴る。)
⑧ !(感嘆符) ?(疑問符)	もともと外国語に用いられる符号であり、和文に用いる場合は効果的に。

일본의 쉼표는 '어', '구', '절' 자리를 명확하게 하기 위해 사용되는 것이 기본이다. 대표적인 예를 '주어' 뒤에 붙이는 경우이다. 또 하나의 기본은 오독을 피하기 위해 혹은 열거를 구분하기 위해서이다. 한자 혹은 히라가나가 연속되어 잘못 읽힐 가능성이 있거나 읽기 힘들 경우에 쉼표를 사용한다.

위의 표에 나타난 사용방법은 기준에 지나지 않으며 문장의 앞뒤 관계를 감안하여 사용하는 것이 좋다. 쉼표는 보통 50자 정도의 문장의 경우 2~3개 사용하는 것이 평균적이라고 할 수 있으며, 지나치게 다용할 경우 오히려 읽기 불편하게 느껴지거나 의미 연결성이 끊어지게 될 수도 있으므로 주의해야 한다.

쉼표는 기본적으로 문장을 명확하게 하기 위해서 사용하는 것이므로 쉼표를 사용하지 않음으로써 '절'을 명확하게 드러나게 하기 위해 쉼표를 사용하지 않는 것도 방법이라고 할 수 있다.

다음은 쉼표를 다용하여 절의 관계가 불명확해진 사례이다.

• 쉼표를 지나치게 사용하여 절의 관계가 불명확해진 사례

一般的に，段落の始まりでは1字下げて改行とし，その段落が終わり，次の段落の始まりでは，また1字下げて改行にする。

• 쉼표를 줄여 절의 관계를 명확하게 한 사례

一般的に，段落の始まりでは1字下げて改行とし，その段落が終わり次の段落の始まりではまた1字下げて改行にする。

이처럼 적절한 쉼표 사용으로 보다 읽기 쉽고 이해하기 쉬운 문장을 완성할 수 있다.

(2) 한국어 쉼표 사용방법

① 같은 자격의 어구가 열거될 때	근면, 검소, 협동은 우리 겨레의 미덕이다.
② 짝을 지어 구별할 필요가 있을 때	닭과 지네, 개와 고양이는 상극이다.
③ 바로 다음의 말을 꾸미지 않을 때	성질 급한, 철수의 누이동생이 화를 내었다.
④ 대등하거나 종속적인 절이 이어질 때에 절 사이에	콩 심으면 콩 나고, 팥 심으면 팥 난다.
⑤ 부르는 말이나 대답하는 말 뒤에	얘야, 이리 오너라/예, 지금 가겠습니다.
⑥ 제시어 다음에	빵, 빵이 인생의 전부더냐?
⑦ 도치된 문장에	이리 오세요, 어머님.
⑧ 가벼운 감탄을 나타내는 말 뒤에	아, 깜빡 잊었구나.
⑨ 문장 첫머리의 접속이나 연결을 나타내는 말 다음에	첫째, 몸이 튼튼해야 된다.
⑩ 문장 중간에 끼어든 구절 앞뒤에	나는, 솔직히 말하면, 그 말이 별로 탐탁하지 않소.
⑪ 되풀이를 피하기 위하여 한 부분을 줄일 때	여름에는 강에서, 겨울에는 산에서 휴가를 즐겼다.
⑫ 문맥상 끊어 읽어야 할 곳에	갑돌이가 울면서, 떠나는 갑순이를 배웅했다/갑돌이가, 울면서 떠나는 갑순이를 배웅했다.
⑬ 숫자	1) 나열(1, 2, 3, 4). 2) 수의 폭이나 개략의 수를 나타낼 때(15, 16세기). 3) 수의 자릿점을 나타낼 때(1,300,256).

3) 대우 표현

한국어와 일본어에서 많은 유사성을 보이는 것 중에 대우 표현이 있다. 일본어는 알타이어인 한국어 파에서 일찍이 재분화된 일파로 일본 열도에 건너가 변화된 것이라는 추정이 가능하다고 할 수 있다. 그렇기 때문에 한국어와 일본어는 전반적으로 비슷한 구성을 지니고 있다.

또한 사회나 문화 측면의 유사성도 있다. 동양의 여러 나라 가운데서도 한국과 일본은 비슷한 사회 문화적 요소를 많이 공유하고 있다. 물론 일본의 식민지 시대라는 역사적 사건 때문도 있겠지만 언어와 거리의 근접성에 의한 요인도 클 것이다.

어찌 됐든 한국과 일본은 윗사람을 공경하고 아랫사람에 대해 예의 바르며, 다른 사람에게 겸손해야 함을 중요한 사회적 덕목으로 삼았다. 이러한 예부터 내려오는 관습이 오늘날 사회적 덕목으로 간주되며 사람들의 공손함의 기준이 되고 있다.

한편 Face(체면 : 面子)는 한국과 일본에서 공히 중시되는 개념. 사회적 체면의 손상은 '나' 개인뿐만 아니라 '가문'으로까지 연관되며 그러므로 체면의 유지는 사회라는 공동체 소속된 자로서 반드시 유지되어야 하는 것이라고 할 수 있다.

또한 한국과 일본의 경우 서양과는 달리 자기과시욕구보다는 배려로서의 대우 전략이 보다 빈번히 발생하는 듯하다. 이것은 언어적 유사성, 사회 문화적 유사성에 기인한다고 할 수 있을 것이다. 한국과 일본은 서양에 비해 조직을 나 개인보다 우선시하는 경향이 있으며 이러한 것들이 나 개인을 내세우기보다는 내가 속한 조직을 보호하는 전략으로 나타나는 것이라고 할 수 있다.

그러나 한국과 일본의 대우 표현에도 차이가 있다. 이러한 차이가 번역을 할 때 주의를 요하게 하는 것이다.

종적 관계의 경우, 나이나 사회적 지위, 권력 등 소위 사회 관습적으로 규정하는 상하관계가 유사하고 이 때문에 대우 표현의 사용에 있어서 큰 차이는 찾아보기 힘들다. 하지만 횡적 관계의 경우 한국과 일본에 공히 조직이라는 것을 중시하는 경향이 있기는 하나 조직을 이루는 범위 및 조직에 대한 소속감이라는 측면에서 양국에는 차이가 인정된다.

다시 말해 '나'라는 존재가 어떠한 조직 내의 독립성, 관계성의 강도 차이가 양국 간에서 있다는 것이다. 한 개인이 회사라는 조직 내에서 차지하는 위치는, 일본의 경우 조직과 나는 거의 동일한 수준으로 인식되며 이는 안(うち)과 밖(よそ)이라는 영역의 개념으로 설명될 수 있다.

예를 들어 밖에 속하는 다른 회사와의 관계에서 우리 회사의 사장은 나와 같은 영역 안에 있는(=안) 존재로 취급된다.

ex) 社長はいらっしゃいますか? (사장님 계십니까?)
　　○○は出張に出かけております。(○○는 출장 중입니다)

사장을 '사장'이라는 직함을 생략하여 이름만 부르고 술어에도 겸양 표현을 사용한다. 반면, 한국의 경우 같은 질문에 대해 "○○ 사장님은 출장 중이십니다"라는 식으로 전체적으로 높이는 표현을 사용한다.

이렇듯 안과 밖의 개념은 친소(親疎)의 관계로 설명할 수 있다. 단 개인적 친밀감이 아닌 구성원으로서의 어떠한 조직에 대한 심리적 친밀감으로 설명되어야 할 것이다. 왜냐하면 "사장님 계십니까?"라고 질문한 사람과 나의 관계는 사장과 나의 관계보다 가까울 수 있으며, 그럼에도 불구하고 이에 대한 답변은 사장과 나를 동일한 수준에서 언급하고 있기 때문이다.

즉, 사례에서는 화자와 청자의 친소관계－안과 밖 관계－는 화자와 화제의 주체 간의 종적 관계를 무시하게 하는 요소로 작용하고 있는 것이다.

4) 일본어 표현의 한국어 표기

일본어 발음을 차용할 때는 다음과 같은 표기법에 따르도록 한다.

가나	한글	
	어두	어중·어말
ア イ ウ エ オ	아 이 우 에 오	아 이 우 에 오
カ キ ク ケ コ	가 기 구 게 고	카 키 쿠 케 코
サ シ ス セ ソ	사 시 스 세 소	사 시 스 세 소
タ チ ツ テ ト	다 지 쓰 데 도	타 치 쓰 테 토
ナ ニ ヌ ネ ノ	나 니 누 네 노	나 니 누 네 노
ハ ヒ フ ヘ ホ	하 히 후 헤 호	하 히 후 헤 호
マ ミ ム メ モ	마 미 무 메 모	마 미 무 메 모
ヤ イ ユ エ ヨ	야 이 유 에 요	야 이 유 에 요
ラ リ ル レ ロ	라 리 루 레 로	라 리 루 레 로
ワ (ヰ) ウ (ヱ) ヲ	와 (이) 우 (에) 오	와 (이) 우 (에) 오
ン	ㄴ	ㄴ

탁음, 요음 등은 다음과 같이 표기한다.

가나	한글	
	어두	어중·어말
ガ ギ グ ゲ ゴ	가 기 구 게 고	가 기 구 게 고
ザ ジ ズ ゼ ゾ	자 지 즈 제 조	자 지 즈 제 조
ダ ヂ ヅ デ ド	다 지 즈 데 도	다 지 즈 데 도
バ ビ ブ ベ ボ	바 비 부 베 보	바 비 부 베 보
パ ピ プ ペ ポ	파 피 푸 페 포	파 피 푸 페 포
キャ キュ キョ	갸 규 교	캬 큐 쿄
ギャ ギュ ギョ	갸 규 교	갸 규 교
シャ ツュ ツョ	샤 슈 쇼	샤 슈 쇼
ジャ ジュ ジョ	자 주 조	자 주 조
チャ チュ チョ	자 주 조	차 추 초
ヒャ ヒュ ヒョ	햐 휴 효	햐 휴 효
ビャ ビュ ビョ	뱌 뷰 뵤	뱌 뷰 뵤
ピャ ピュ ピョ	퍄 퓨 표	퍄 퓨 표
ミャ ミュ ミョ	먀 뮤 묘	먀 뮤 묘
リャ リュ リョ	랴 류 료	랴 류 료

일본어 표현을 차용하거나 지명, 인명 등을 한국어로 표기할 때 다음과 같은 점에 유의한다.

(1) 촉음(促音)[ッ]

촉음은 'ㅅ'으로 통일해서 적는다.

예 サッポロ 삿포로, トットリ 돗토리, ヨッカイチ 욧카이치

(2) 장모음

장모음은 따로 표기하지 않는다.

예 キュウシュウ(九州) 규슈, ニイガタ(新潟) 니가타, トウキョウ(東京) 도쿄, オオサカ(大阪) 오사카

(3) 인명 및 지명

① 인명, 지명은 원지음을 따르는 것을 원칙으로 한다.

예 Ankara 앙카라, Gandhi 간디

② 원지음이 아닌 제3국의 발음으로 통용되고 있는 것은 관용을 따른다.

예 Hague 헤이그, Caesar 시저

③ 고유명사의 번역명이 통용되는 경우 관용을 따른다.

예 Pacific 태평양, Black Sea 흑해

④ 지명 가운데 한국 한자음으로 읽는 관용이 있는 것은 이를 허용한다.

예 東京 동경, 京都 경도, 上海 상해, 臺灣 대만, 黃河 황하

⑤ 한자 사용 지역의 지명이 하나의 한자로 되어 있을 경우, '강', '산', '호', '섬' 등은 겹쳐 적는다.

예 온타케산(御岳), 주장강(珠江), 도시마섬(利島), 하야카와강(早川), 세토나이해(海)

⑥ 지명이 산맥, 산, 강 등의 뜻이 들어 있는 것은 '산맥', '산', '강' 등을 겹쳐 적는다.

예 Rio Grande 리오그란데강, Monte Rosa 몬테로사산, Mont Blanc 몽블랑산

5) 기타 유의사항

(1) 'の'를 조심하자.

'の'를 '의'로 번역하는 경우가 종종 있으나, 일본어의 'の'는 다음과 같은 단순한 '의' 이상의 의미가 있을 수 있다.

① 주격의 'の'
주어가 되는 주절에 붙은 'の'로 'の=が'로 바꾸어도 의미가 변하지 않는 경우.
예 彼の言ったことは正しい。
↓
彼が言ったことは正しい。

② 준체언 'の'
체언(명사)에 준하는 역할을 하는 'の'를 말하며 'のことで', 'の=こと・もの' 등의 명사로 바꾸어도 의미가 변하지 않는 경우.
예 雨がやむのを待つ。
↓
雨がやむことを待つ。

③ 연체 수식 'の'
'の'가 붙은 문절이 체언을 수식하는 역할을 하는 경우.
예 黄色の花が咲いている。
※ '花'라는 명사(체언)를 '黄色の'라는 문절이 수식한다.

다음을 보고 'の'를 어떻게 번역할지 고민해 보자.

プチョンでのお祭り → 부천에서의 잔치?
先生のお宅のピアノ → 선생님의 댁의 피아노?
先日の講演会での発表 → 지난번의 강연회에서의 발표?

(2) 'ている' 번역을 조심하자.

'ている'는 ① 행위나 작용의 지속, ② 현재의 상태, ③ 습관이나 반복 또는 일반적 상태, ④ 작용이나 결과의 현존 등 다양하게 사용되므로 문맥을 잘 파악하고 번역하도록 한다.

今でも手紙を書いています → 쓰고 있습니다?

(3) 존경어미와 평상어미를 혼용하는 일본어 표현에 간섭받지 말자.

종종 존경어미와 평상어미를 혼용하는 문장을 확인할 수 있는데, 원문에 충실하기 위해서 원문 그대로 어미를 사용하면 자칫 부자연스러운 한국어 번역이 되기 쉽다. 한국어로 번역할 경우 한국어의 일반적 관행에 따라 자연스러운 번역이 되도록 한다.

(4) 대명사가 등장할 경우에는 조심하자.

상대적으로 일본어가 한국어보다 대명사를 다용하는 경향이 보이는 것 같다. 정량조사 결과는 아니므로 개인적 소견이라 할 수 있는데, 종종 대명사를 그대로 사용할 경우 부자연스러운 번역이 되어 버리는 경험을 하게 된다. 대명사를 그대로 사용할 경우 뜻이 모호해지면서 문장이 어색해지는 경우가 있는데 이럴 때는 구체적인 제시어를 사용하도록 한다.

(5) 원문 품사에 얽매이지 말자.

보다 자연스러운 번역을 위해 품사를 넘나드는 번역이 필요하다. 일본어는 명사 표현(체언형)을 상대적으로 한국어보다 많이 사용하는데 그러한 표현을 한국어로 번역할 때 동사 표현으로 바꾸면 보다 자연스러운 문장을 완성할 수 있다.

(6) 정확한 단어를 선택하자.

오해 가능성을 유발하기 쉬운 단어나 표현을 피하고, 같은 한자어를 어원으로 하나 문화의 차이 등으로 인해 약간의 차이가 발생하여 이로 인해 오해를 불러일으킬 수 있는 단어나 표현은 피하도록 한다.

(7) 귀로 들었을 때의 리듬을 고려하자.

번역문이 눈으로 보고 틀리지 않으면 된다는 차원에 머무는 것이 아니라 청각적으로도 아름다운 문장이 되도록 노력하는 것이 좋다. 아름다운 문장은 귀로 들었을 때 리듬감을 느낄 수 있는 문장이라고 할 수 있다.

8. 일본어 입력 방법

Windows OS의 일본어 입력 방법을 알아보자.

1) 준비단계

(1) 작업 표시줄의 입력 도구 모음을 찾아서 작은 세모를 누르면 아래와 같이 창이 나타난다. '설정'을 클릭한다.

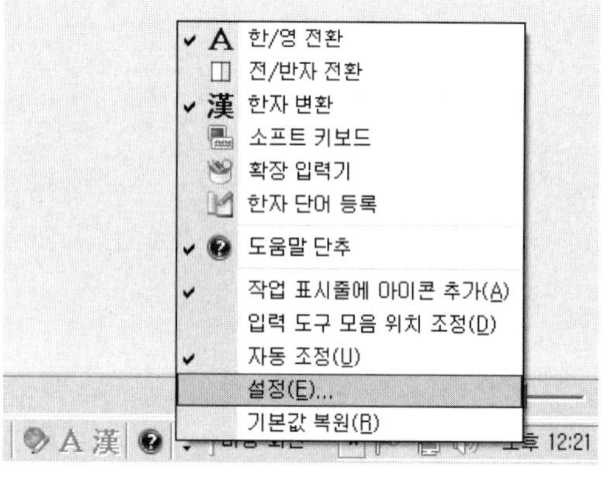

(2) 추가 버튼을 눌러 일본어를 추가한다.

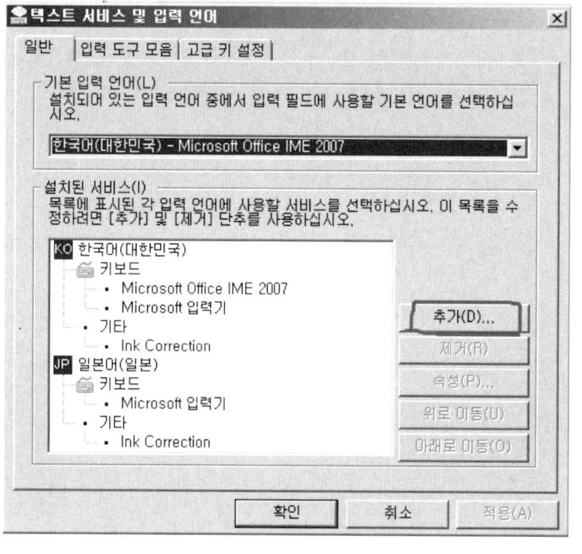

(3) 또는 다음과 같은 방법으로 언어 설정을 바꾼다.

제어판 → 국가 및 언어 옵션 → 언어 탭 → 텍스트 서비스 및 입력언어 〈자세히〉 클릭 → 〈추가〉 클릭 → 일본어 선택 & 확인

(4) ALT+Shift를 누르면 타자를 일본어로 전환된다.

단축키는 다음과 같다.

ALT+Caps Lock을 누르면 カタカナ
Ctrl+Caps Lock을 누르면 ひらがな
Shift+Caps Lock을 누르면 영어

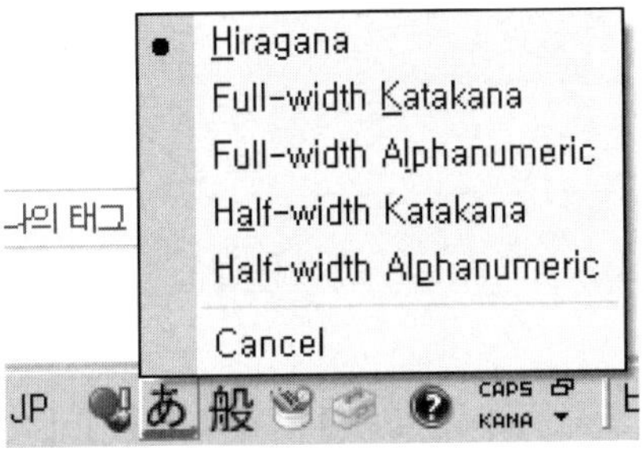

(5) 키보드에서 A를 쳐서 [ち]가 나오면 입력보드가 '로마자' 모드가 아닌 'かな' 모드로 되어 있다는 뜻이다. 이럴 때는 입력도구모음 오른쪽 끝의 [KANA]를 클릭하거나 혹은 [Ctrl]+[Shift]+[Cpas Lock]를 순차적으로 누른다. (계속 누르고 있어야 한다). 다시 A를 쳐서 ひらがな 「あ」 나오면 '로마자' 모드로 바뀐 것이다.

(6) 입력도구모음의 우하단 삼각형 모양을 클릭하면 입력도구모음에 필요한 옵션이 나온다. 필요한 항목을 체크한다.

(7) 입력모드를 바꾸기 위한 바로가기 키는 [Alt]+[Shift]이다.

(8) 입력모드의 입력모드를 바꾸고 싶을 때는 [Alt]+[~]를 누르면 된다. 이렇게 하면 「あ」와 [A]가 서로 바뀌게 된다.

2) 입력 연습

설정이 완료되었으면 로마자로 소리 나는 대로 입력해 보자.

	a	i	u	e	o
	あ	い	う	え	お
K	か	き	く	け	こ
S	さ	し(shi)	す	せ	そ
T	た	ち	つ	て	と
N	な	に	ぬ	ね	の
H	は	ひ	ふ	へ	ほ
M	ま	み	む	め	も
Y	や		ゆ		よ
R	ら	り	る	れ	ろ
W	わ				を
nn	ん				
G	が	ぎ	ぐ	げ	ご
Z	ざ	じ	ず	ぜ	ぞ
D	だ	ぢ	づ	で	ど
B	ば	び	ぶ	べ	ぼ

(1) 요음

	a	i	u	e	o
Sh	しゃ		しゅ		しょ
Ch	ちゃ		ちゅ		ちょ
J	じゃ		じゅ		じょ

다음과 같은 방법으로도 입력할 수 있다.

- しゃ SHA, SYASI＋LYA, SI＋XYA, SHI＋LYA, SHI＋XYA
- ちゅ TYU, CYU, CHUTI＋LYU, TI＋XYU, CHI＋LYU, CHI＋XYU
- じょ JO, JYO, ZYOJI＋LYO, JI＋XYO, ZI＋LYO, ZI＋XYO

(2) 촉음

촉음은 다음과 같이 입력한다.
がっこう：GA＋KKOU, GA＋LTUKOU, GA＋XTUKOU

(3) 작게 표기하고자 할 때

ひらがな나 カタカナ를 작게 표기하고자 할 때는 ひらがな나 カタカナ 앞에 x나 l 를 먼저 입력한다.

(4) 한자 변환

한자 변환은 ひらがな 입력 후 [Space]바를 누른다. 복수의 한자 후보가 있을 경우 다시 [Space]바를 누르면 한자 후보 박스가 뜬다. 선택한 후 Enter키로 확정한다.

(5) カタカナ 변환

カタカナ의 경우 정확한 표기로 ひらがな를 입력한 후 [Space]바를 누르면 자동변환된다. 또는ひらがな를 입력한 후 F7을 누른다.

(6) 연습

다음을 입력해 보자.

- あさ ASA
- うつくしい UTUKUSII, UTSUKUSHII
- こっせつ KOSSETU, KOXTUSETU, KOLTUSETU
- がっこう GAKKOU, GAXTUKOU, GALTUKOU
- かんこく KANKOKU
- こんいん KONNINN

* ん은 다음 음절이 자음일 경우 N을 한 번만, 뒤가 모음일 경우에는 N을 두 번 NN 입력한다.

- 朝/美しい/骨折/学校/韓国/ 婚姻
- コイン/ベッド/バッグ/アイスクリーム/プロデューサー

9. 번역 연습

이 장에서는 실제 텍스트를 통해 일→한 번역을 연습하도록 한다.

① 단어 연습, ② 포인트 표현, ③ 번역 연습으로 구성되며,

① 단어 연습에서는 생소한 단어나 번역 시 고민하기 쉬운 단어를 중심으로 대치되는 한국어 표현을 찾아보도록 한다.

② 포인트 표현에서는 생소할 수 있는 표현이나 관용적 표현을 중심으로 소개하도록 한다.

③ 번역 연습에서는 제시된 일본어 텍스트를 ①의 단어 연습과 ②의 포인트 표현을 참조하여 직접 번역해 본다.

번역 연습은 1) 物忘れ・ボケ・アルツハイマー型痴呆, 2) 糖尿病, 3) うつ病, 4) 息苦しさ, 5) 癌, 6) 心臓病의 6가지로 의료 텍스트를 대상으로 연습을 진행한다.

① 단어 연습과 ③ 번역 연습의 모범답안은 부록에 수록하였다.

1) 物忘れ·ボケ·アルツハイマー型痴呆

(1) 단어 연습

다음 일본어 단어의 한국어 표현을 써보세요. (정답은 p.234)

일본어	読み仮名	한국어
認知症		
深刻		
問題		
長寿社会		
到来		
介護保険		
認定者		
在宅介護者		
施設		
半数		
死を迎える		
アルツハイマー病		
深刻		
脳機能		
適切		
治療法		
状態		
脳		
数千億		
神経細胞		
情報交換		

일본어	読み仮名	한국어
記憶		
認識		
維持		
加齢		
退化		
脱落		
記憶力		
低下		
鋭敏		
気づく		
点数		
必ずしも		
非常		
医療		
診察		
痴呆症患者		
記憶消失を伴う		
定義		
日常		
認知力		
語彙		
単語		
運動機能		
判断力		
適応性		

(2) 포인트 표현

1	認知症を持つ	인지증을 앓다

- '인지증을 갖다'라는 뜻으로 가지고 있다, 즉 앓고 있다는 뜻이다.
- 「持つ」에는 다음과 같은 다양한 뜻이 있다.
  - (손에) 들다.
  - (몸에) 지니다.
  - 소유하다.
  - 존재하고 있다.
  - 마음에 품다.
  - 맡다, 담당하다, 부담하다.
  - (어떤 성질, 속성 등을) 지니다.
  - 개회하다.
  - 관계하다.
- 「持つ」의 다양한 표현으로는 다음과 같은 것이 있다.
  - 悩みを持つ。 고민이 있다.
  - 光沢を持つ。 광택이 있다.
  - 会議を持つ。 회의를 개최하다.
  - 1年生を持つ。 1학년을 담당하다.
  - 関係を持つ。 관계를 갖다.

2	だからといって～とはかぎりません	그렇다고 해서 ~라고는 할 수 없습니다

- 문자 그대로 직역하면 '그렇다고 해서~라고는 한정할 수 없습니다'라는 뜻이며 '반드시~하는 것은 아니다', '반드시 ~라고 할 수는 없다' 등으로 번역하도록 한다.

(3) 번역 연습

認知症が深刻な問題

日本では長寿社会の到来で、介護保険認定者のうち在宅介護者の10%、在施設では、実に70%が認知症を持っています。アメリカでも85歳を過ぎた人の半数は死を迎えるときアルツハイマー病他の深刻な脳機能問題を抱えているといわれています。しかし、認知症には適切な治療法がない状態です。

脳は数千億個もあるといわれる神経細胞(ニューロン)の集まりでできていて、ニューロン間の情報交換により、記憶、認識などの脳機能を維持しています。加齢とともにニューロンは退化・脱落していきますので記憶力の低下などが始まります。40代、50代になると脳の鋭敏さが失われていることに気づくことが多くなります。だからといって必ずしもアルツハイマー病になるとは限りませんが、脳機能テスト点数が非常に低い人はアルツハイマー病になるリスクが高いとされています。医療の診察によって、痴呆症患者は、記憶消失を伴い、少なくとも以下の1項の以上に問題があると定義されています。

- 日常親しんでいるものの認知力の消失
- 語彙(単語)の消失
- 運動機能の低下
- 判断力及び適応性の消失

2) 糖尿病

(1) 단어 연습

다음 일본어 단어의 한국어 표현을 써보세요. (정답은 p.237)

일본어	読み仮名	한국어
糖尿病		
古く		
王様		
貴族		
贅沢病		
飽食		
インシュリン		
四大死因		
死病		
恐れられる		
重症		
慢性化		
腎臓病		
脳梗塞		
失明		
性不能		
手足切断		
壊疽		
合併症		
消化酵素		

일본어	読み仮名	한국어
消化		
糖質		
ブドウ糖		
腸管		
グリコーゲン		
肝臟		
蓄える		
脳		
赤血球		
筋肉		
配送		
膵臓		
細胞		
血糖値		
耐性		
診断基準		
空腹時		
正常型		
境界型		
脂肪		
蛋白質		
燃焼		
酸性血		
頻尿		

일본어	読み仮名	한국어
知覚異常		
視力障害		
併発		
心筋梗塞		
循環器系		

(2) 포인트 표현

1	カロリーの摂りすぎ	칼로리 과다 섭취

- 「摂る」는 '섭취하다'는 뜻이며 「すぎ」는 '때가 지나거나 정도가 지나침'을 나타내는 말로 '과함', '지나침'이라는 뜻으로 여기에서는 '과다섭취'로 번역한다.

  예 言いすぎ (いいすぎ) 지나친 말
  飲みすぎ (のみすぎ) 과음
  2時過ぎ (2じすぎ) 2시 지남

2	症状が軽い	증상이 가볍다

- 「軽い」는 '가볍다'는 뜻.
- '증상이 가볍다'는 「症状が軽い」, '증상이 무겁다'는 「症状が重い」라고 한다.
- 「病気」와도 함께 사용할 수 있다.

  예 病気が軽い。病気が重い。

3	進行を抑える	진행을 억제하다

- '진행이 되지 않게 한다'의 뜻이며 '억제하다'로 번역해도 된다.
- 「抑える」는 다음과 같이도 사용된다.

  – 物価を抑える (ぶっかをおさえる) 물가를 억제하다.
  – 要求を抑える (ようきゅうをおさえる) 요구를 억제하다.

4	切断せざるを得ない	절단하지 않을 수 없다

- 「せざるを得ない」는 '하지 않을 수 없다'는 뜻이나 번역시에는 문장 흐름에 맞춰 '할 수 밖에 없다'라고 번역하여도 좋다.

5	細胞内に取り込む	세포 안으로 수용한다

- 「取り込む」는 '거두어드리다', '혼잡해지다', '걷어치우다', '자기 것으로 만들다' 등의 여러 의미가 있으며 여기에서는 '안으로 끌어들이다', '수용하다'의 의미로 사용된다.
- 「取り込む」는 다음과 같이도 사용된다.

－洗濯物を取り込む。(せんたくものをとりこむ) 세탁물을 걷어들이다.

－火事騒ぎで取り込んでいる。(かじさわぎでとりこんでいる) 화재사건으로 혼잡해지고 있다.

6	つまり	즉

- '결국에는', '요는', '다시 말해', '즉' 등의 의미가 있다.
- 다음과 같이 사용할 수 있다.

これまでいろんな事をお話しましたが、つまりそれはこうとも言えます。

지금까지 여러 말을 했습니다만, 결국 그것은 이렇게도 말할 수 있습니다.

(3) 번역 연습

糖尿病

糖尿病は古くは外国に多い病気でした。王様や貴族に多い病気だったので「贅沢病」と言われていました。このことからもわかるように、糖尿病は、カロリーの摂りすぎ、即ち飽食と、カロリーを適度に消費するための運動不足が主原因です。従って、糖尿病薬やインシュリン治療を始める前に、症状の軽いうちに食事と運動による自然法で進行を抑えることができます。

糖尿病は世界的に四大死因のひとつとされ死病として恐れられていました。今日では糖尿病による死亡は少なくなりましたが、重症で慢性化すると腎臓病、脳梗塞、失明、性不能、手足切断せざるを得ない壊疽などの合併症を引き起こす恐怖の病気といえます。

食事をすると食物は胃腸内で消化酵素の働きで消化されて、糖質はブドウ糖になります。腸管から吸収されたブドウ糖は血液中に入り55～60%はグリコーゲンとして肝臓に蓄えられ残りが脳、赤血球、筋肉などの組織に配送されて利用されます。ブドウ糖を組織の細胞が利用する場合は、膵臓で作られるインシュリン・ホルモンの働きでブドウ糖を細胞内に取り込みます。インシュリンが働くと血液中のブドウ糖は体が利用するので血液中のブドウ糖量は少なくなります。つまり、食事をすると血糖値が高まり、時間が経つと血糖値は低下します。しかし、インシュリンの働きが弱いと体はブドウ糖を利用できなくなり、血糖値が異常に高くなってしまいます。これが糖尿病の始まりです。

糖尿病には、膵臓で作られるインシュリンが少ない1型と、インシュリンの働きが低下しておこる2型があり、ほとんどの場合は2型です。インシュリン耐性では体の組織がブドウ糖を利用できないので食事を摂らなくても高血糖になります。糖尿病の診断基準では空腹時血糖値が110mg/dl 以下を正常型、110～125mg/dl を境界型、126mg/dl以上を糖尿病型としています。高血糖が続くと組織が、ブドウ糖の代わりに脂肪、蛋白質をカロリー源とし燃焼するため酸性血となり糖尿病性合併症として体重減少、頻尿、知覚異常、視力障害、腎臓病などを併発します。糖尿病があると脳梗塞、心筋梗塞など循環器系の病気になる危険率が極めて高くなります。

3) うつ病

(1) 단어 연습

다음 일본어 단어의 한국어 표현을 써보세요. (정답은 p.241)

일본어	読み仮名	한국어
うつ病		
仕事		
家庭		
人間関係		
社会		
複雑化		
現代		
誰もが		
抱える		
落ち込む		
傷つく		
不安になる		
悲しい		
経過		
元気		
毎日の生活		
続く		
沈む		
回復する		
不調		

일본어	読み仮名	한국어
日常生活		
支障		
疲れきる		
状態		
弱さ		
起こる		
脳内		
神経伝達		
物質		
減少		
引き起こされる		
具体的		
神経細胞		
状況		
やり取りする		
情報伝達		
仲介		
先端		
放出		
受け止める		
受容体		
結合		
絶えず		
感情		

일본어	読み仮名	한국어
思考		
活動		
理由		
行き来する		
量		
鈍くなる		
引き金		
現在		
標準的		
考え方		
枯れる		

(2) 포인트 표현

1	ストレスを抱える	스트레스를 느끼다

- 「抱える」는 '안다'라는 뜻이며 문자 그대로 직역하자면 '스트레스를 안다'가 된다. 그러나 「抱える」에는 '자신이 부담으로 느끼는 것을 갖다. 귀찮은 것 처리해야 하는 것을 맡다'라는 뜻이 있으며, 여기에서는 '스트레스라는 고민을 가지고 있다'라는 뜻으로 풀이된다. 여기에서는 임의로 '스트레스를 느끼다'로 번역하도록 한다.

2	たいていの場合	대부분의 경우

- 「たいてい」는 명사의 경우 '대부분', '대체로', '보통'이라는 뜻으로 사용되며 다음과 같은 비슷한 뜻의 다른 표현들이 있다.
  - 大体(だいたい)
  - 殆ど(ほとんど)
  - おおよそ
  - 大部分(だいぶぶん)
  - 大概(たいがい)

3	不調をもたらす	몸 상태가 안 좋다

- 「不調」는 '상태가 나쁨', '고르지 못함', '교섭이 잘 이루어지지 않음'을 뜻하며 여기에서는 몸의 상태가 좋지 않음을 말한다.
- 반의어는 「好調(こうちょう)」, 비슷한 표현으로는 「変調(へんちょう)」, 「乱調(らんちょう)」 등이 있다.

4	支障をきたす	지장을 초래하다

- 「きたす」는 「来たす」라고 쓰며 어떤 상태를 '초래하다', '일으키다', '가져오다'라는 뜻이다.
- 비슷한 뜻의 다른 표현으로는 다음과 같은 것이 있다.

 -招く(まねく)

 -陥る(おちいる)

5	やり取りする	교환하다, 주고받다

- 「やり取り」는 물건이나 말을 '주고받음'을 말하며, '교환'으로 번역될 수도 있다.
- 다음과 같이 사용된다.

 言葉のやり取りをする。(말을 주고받다)

 杯をやり取りする。(잔을 주고받다)

 手紙のやり取りをする。(편지를 주고받다)

6	引き金になる	계기가 되다

- 「引き金」는 방아쇠, 유인, 계기, 빌미 등의 뜻이며, '계기가 되다', '빌미를 주다' 등으로 번역한다.
- 「引き金」와 비슷한 다른 표현으로는 다음과 같은 것이 있다.

 -切っ掛け(きっかけ)

 -原因(げんいん)

7	考え方	생각

- '생각하는 방식'이라는 뜻이며 번역할 때는 '생각', '인식', '의견' 등으로 바꾸어 사용하도록 한다.

(3) 번역 연습

うつ病

仕事や家庭、人間関係において社会がますます複雑化している現代では、誰もが多くのストレスを抱えています。落ち込んだり、傷ついたり、不安になったり、悲しんだり、むなしい気分になるなどは誰にでもあることです。たいていの場合、時間の経過と共に「また元気に頑張ろう」と思えるようになり、毎日の生活が続いていきます。ところが、時にいつまでも気分が沈んだままで回復できず、からだの不調までもたらし、日常生活に支障をきたしてしまうことがあります。このような、心が疲れきってしまった状態がうつ病なのです。

うつ病は、「こころの弱さ」から起こるのではありません。脳内の神経伝達物質の減少によって引き起こされるといわれています。では、具体的に脳内では何が起こっているのでしょうか。

私たちの脳の中では約1,000億個あるといわれる神経細胞が、複雑なネットワークをつくって情報をやり取りしています。この情報伝達を仲介するのが神経伝達物質です。神経細胞の先端にあるシナプスから放出された神経伝達物質は、それを受け止める受容体と結合し情報を伝達します。絶えず行われるこのやり取りから、感情や思考の活動がスムーズに行われます。

しかし、何らかの理由で神経伝達物質の行き来する量が減ると思考や感情が鈍くなるのです。これが、うつ病への引き金になるというのが現在の標準的な考え方です。

つまり、うつ病とは、脳のエネルギーが枯れてしまう機能的な病気なのです。

4) 息苦しさ

(1) 단어 연습

다음 일본어 단어의 한국어 표현을 써보세요. (정답은 p.245)

일본어	読み仮名	한국어
息苦しい		
理解		
上手		
付き合う		
日常生活		
安心		
呼吸困難		
患者		
自身		
感覚		
家族		
酸素		
足りない		
原因		
生じる		
状態		
体内		
呼吸不全		
血液中		
含まれる		

일본어	読み仮名	한국어
構成		
細胞		
機能		
息をする		
信号		
脳		
受ける		
自動的		
調節		
医師		
相談		
悪影響		
及ぼす		
不安		
落ち込む		
仕方ない		
諦める		
看護師		
伝える		

(2) 포인트 표현

1	上手に付き合う	함께 잘 생활하다

- 문자 그대로 직역하자면 '잘 사귀다'라는 뜻이나 최근에 질병 등이 치유되지 않은 채 질병을 잘 다스리며 함께 살아가는 것을 「病気と上手く付き合う」라고 표현한다.
- '여기에서는 함께 잘 생활한다'라고 번역하였으나 '함께 살아간다'라고 해도 좋을 것이다.
- 「付き合う」에는 '왕래하거나 그 사람과 친근한 관계를 만들다, 교제하다', '연인으로 교제하다', '행동을 함께하다' 등의 뜻이 있다.

2	息ができない	숨을 쉴 수 없다

- 문자 그래도 직역하면 '숨이 할 수 없다'이지만 '숨을 쉴 수 없다'는 관용표현이다.
- 「息」가 들어가는 다른 관용표현에는 다음과 같은 것들이 있다.

－息が合う。(いきがあう) 호흡이 맞다.

－息がかかる。(いきがかかる) 영향력이 미치다.

－息が切れる。(いきがきれる) 숨이 차다.

－息が続く。(いきがつづく) 같은 상태를 유지하다.

－息が詰まる。(いきがつまる) 숨이 막히다.

－息が長い。(いきがながい) 숨이 길다. 오래 계속되다.

－息が弾む。(いきがはずむ) 숨이 가빠지다.

－息を殺す。(いきをころす) 숨을 죽이다.

－息をつく。(いきをつく) 숨을 몰아쉬다.

－息を詰める。(いきをつめる) 숨을 죽이다.

3	動くのがつらい	움직이는 것이 힘들다

- 「つらい」는 '고통스럽다', '괴롭다', '힘들다'의 뜻으로 다음과 같은 비슷한 표현이 있다.

  – 苦しい(くるしい)

  – 苦い(にがい)

  – 苦労(くろう)

  – 大儀(たいぎ)

(3) 번역 연습

息苦しさ

「息苦しさ」とはどんなものなのでしょうか。「息苦しさ」を正しく理解し、上手に付き合っていくことで、日常生活を安心して送ることができます。

- 「息苦しい」感じを、呼吸困難といいます。

患者さん自身が、「息が苦しい」と感じることを、呼吸困難といいます。

本人にしかわからない感覚ですので、ご家族や他の人からは苦しそうに見えない場合もあります。酸素が足りないことが原因で生じることが多いのですが、その他いろいろな状態で生じることがわかっています。

- 体内の酸素が足りない状態を、呼吸不全といいます。

血液中(体内)に含まれる酸素が不足している状態を呼吸不全といいます。酸素は、体を構成している何十兆個という細胞が正しく機能するために、なくてはならないものです。その酸素が不足すると、体は「頑張って息をするように」という信号を脳に送ります。脳はその信号を受けて、きちんと呼吸ができるように、自動的に調節しています。

ところが、うまく息ができなかったり、それでも酸素が足りないときには、「息苦しい感じ」が生じてしまいます。

- 我慢しないで、医師に相談しましょう。

息苦しい状態をそのままにしておくと、日常生活にさまざまな悪影響を及ぼします。動くのがつらいという「体」への影響だけでなく、不安になったり落ち込んだりという「心」への影響も大きいのです。

「息苦しいのは仕方ない」と諦めず、あなたが感じている息苦しさを医師や看護師に伝え、相談しましょう。

5) 癌

(1) 단어 연습

다음 일본어 단어의 한국어 표현을 써보세요. (정답은 p.248)

일본어	読み仮名	한국어
癌		
死亡原因		
第一位		
発症		
増え続ける		
気をつける		
正常		
細胞		
変化		
癌化		
無視		
周り		
組織		
侵入		
浸潤		
血液		
リンパ		
流れに乗る		
増殖		
転移		
成長		

일본어	読み仮名	한국어
身体		
栄養分		
奪う		
宿主		
弱らせる		
近年		
医療技術		
進歩		
完治		
共存		
快適		
可能		
一定		
新旧入れ替わり		
役割		
果たす		
遺伝子		
傷がつく		
発生		
要因		
作用		
期間		
タチの悪い		
経緯		
千差万別		

일본어	読み仮名	한국어
作り出す		
発癌物質		
ウィルス性		
紫外線		
食生活		
生活習慣		
挙げられる		
単一		
引き起こす		
複数因子		
直接的		
間接的		
複合的		
組み合わせ		
刺激		
環境病		
胃		
ピロリ菌		
住み着く		
免疫力		
胃癌		
先へ伸ばす		
偏食		
早める		
至る		

일본어	読み仮名	한국어
根本要因		
是正する		
再発		
可能性		
食事		
運動		
精神状態		
見直す		
大切さ		
吸収		
成分		
血液中		
溶ける		
隅々		
巡る		
臓器		
抑制		
助長		
異常化		
塊		
担当		
摘み取る		

(2) 포인트 표현

1	増え続ける	계속 증가한다

- 동사 연용형에 「~続ける」가 붙어 '지속적으로 ~하다'라는 뜻으로 사용된다.
  考える + 続ける = 考え続ける
  思う + 続ける = 思い続ける
  遊ぶ + 続ける = 遊び続ける

2	誰もが気をつけるべき	누구나 조심해야 할

- 「べき」는 조동사 'べし'의 연체형으로 '~해야 할', '~하는 것이 온당한'이라는 뜻으로 사용된다.

3	もともと	원래

- 「もと」는 「元」이며 '근본', '처음', '기초'라는 뜻으로 「もともと」는 '원래'라는 뜻이다.
- 비슷한 뜻의 다른 표현으로는 다음과 같은 것이 있다.
  - 前から (まえから)
  - 根っから (ねっから)
  - 本来 (ほんらい)
  - 元来 (がんらい)
  - 従来 (じゅうらい)

4	どんどん	계속해서

- 「どんどん」이 '순조롭게 나아가는 모양'을 뜻할 경우 '척척', '착착', '술술' 등으로 번역할 수 있다.
- 한편 '잇따라', '계속해서'의 경우 '속속', '자꾸자꾸', '점점' 등으로 번역할 수 있다.

- 또한 의성어로 사용될 경우에는 '탕탕', '쿵쿵' 또는 '둥둥', '펑펑' 등으로도 번역할 수 있다.
- 본문에서처럼 '잇따라', '계속해서'라는 뜻의 경우 다음과 같은 유사어가 있다.

– 次第に(しだいに)

– 段々(だんだん)

– 追々(おいおい)

5	それぞれ	각각

- '저마다', '각기', '각각'이라는 뜻이다.

– 各々(おのおの)

– 一人一人(ひとりひとり)

– ばらばら

– てんでに

– めいめい

6	考えられています	~라고 합니다

- 수동의 뜻으로 문자 그대로 직역하면 '생각되고 있다'라는 뜻이 되나 본문에서는 일반적으로 '그렇게 생각되고 있다'는 뜻으로 일반적으로 '~라고 합니다'라고 번역하는 것이 바람직하다.

7	たかが	기껏해야

- 부사이며 '기껏', '겨우', '고작'이라는 뜻이다.
- 비슷한 뜻의 다른 표현으로는 다음과 같은 것이 있다.

– たかだか

– せいぜい

– わずか

(3) 번역 연습

癌

現在、日本人の死亡原因の第一位となっている癌。発症する人は年々増え続けており、誰もが気をつけなければならない病気と言えるでしょう。

癌は、もともと身体の中にある正常な細胞が変化してできたもの。細胞は癌化すると、ルールを無視して増え続け、周りの正常な組織に侵入していきます(浸潤)。さらに、血液やリンパの流れに乗り、からだのあちこちで増殖(転移)をはじめます。成長するために身体からどんどん栄養分を奪うため、宿主である人間を弱らせてしまうことになるのです。

近年は医療技術が進歩し、「治る癌」も増えました。また完治できなかったとしても、癌と共存しながら快適に生活することが可能になってきています。

身体の中の細胞は、一定のサイクルで新旧入れ替わりながら、それぞれの役割を果たしています。癌細胞は、こうした正常な細胞の遺伝子に傷がつくことがきっかけとなって発生します。しかし、傷がついたからといって、必ず癌になるわけではありません。その後、さまざまな要因が作用し、長い期間をかけてタチの悪い癌細胞へと変わっていくのです。

癌が発生する経緯は千差万別です。癌細胞を作り出す要因として、遺伝、発癌物質、ウィルス性、紫外線、食生活、生活習慣などが挙げられますが、ほとんどが単一でがんを引き起こすのではなく、複数の因子の直接的、間接的な複合的組み合わせによって遺伝子を刺激し癌を発生させているといえます。

癌は環境病の一つです。例えば、胃の中にピロリ菌が住み着いてもストレスが少なく免疫力が高い人には、胃癌の発生を数年から数十年先へ延ばすことが出来ますが、偏食やストレスの多い人には発癌を早めることにもなります。

このように考えると、たとえ治療で癌が消えたとしても、発癌に至った根本要因を是正しなくては再発や転移の可能性は高いといえます。食事、運動、精神状態など生活環境を根本から見直さなければ、本当の意味での治療とは言えないでしょう。

それには、まず、食事の大切さを知ってください。「たかが食事や水」ではなく、体に吸収されたそれらの成分は、血液中に溶けて体の隅々まで巡り、あるときは各臓器の癌を抑制し、あるときは癌を助長するものにもなるのです。

どれほど健康な人であっても、身体の中では毎日4,000～6,000個もの細胞が異常化し、「小さな癌」ができていると考えられています。しかしこの小さな癌のほとんどは、大きな癌の塊へと成長することなく死んでいきます。これは、身体の中で「免疫」を担当する細胞が、悪い細胞を小さな癌のうちに摘み取ってくれているおかげです。

6) 心臓病

(1) 단어 연습

다음 일본어 단어의 한국어 표현을 써보세요. (정답은 p.254)

일본어	読み仮名	한국어
心臓		
働き続ける		
臓器		
維持		
全身		
血液		
酸素		
栄養		
循環		
働き者		
二心房二心室		
部屋		
構造		
形状		
恒温動物		
ほ乳類		
鳥類		
特徴		
は虫類		
両生類		

일본어	読み仮名	한국어
二心房一心室		
魚類		
一心房一心室		
違い		
呼吸器官		
左右		
水中		
適している		
医学		
長年		
敵		
外科手術		
治す		
等しい		
患部		
再活動		
保証		
治療		
薬物		
内科治療		
進歩		
人工心肺装置		
発明		
外科手術		

일본어	読み仮名	한국어
発達		
新鮮		
含む		
一時的		
停止		
要因		
低下		
再生		
技術		
完全		
巡る		
研究		
原因		
関連		
生まれながら		
先天的		
異常		
原因		
心房中隔欠損		
血管		
奇形		
現れる		
心疾患		
程度		

일본어	読み仮名	한국어
個人差		
成長		
自然治癒		
基本的		
早急		
必要		
高血圧		
動脈硬化		
生活習慣病		
非常		
血流		
影響を及ぼす		
筈		
疾患		
健康		
拍子		
衝撃		
加えられる		
心室細動		
エコノミークラス症候群		
血栓		
心不全		

(2) 포인트 표현

1	ずっと	계속

- 「ずっと」에는 '다른 것과 비교해서 차이가 많은 모양', '시간적 차이가 많은 모양', '계속되는 모양', '머뭇거리지 않는 모양' 등 여러 뜻이 있으며 여기에서는 '계속되는 모양'으로 사용된다.
- 비슷한 뜻의 다른 표현으로는 다음과 같은 것이 있다.

–引き続き(ひきつづき)
–その間じゅう(そのあいだじゅう)
–終始(しゅうし)
–いつも

2	休むことなく	쉬지 않고

- 문자 그대로 직역하면 '쉬는 일 없이'이며 '쉬지 않고'라고 번역하는 것이 좋다.
- 동사 기본형에 「こと」와 「ない」를 붙이면 '~하지 않고'라는 문형을 만들 수 있다.

遊ぶ ＋ こと ＋ ない ＝ 遊ぶことなく
歩く ＋ こと ＋ ない ＝ 歩くことなく

3	医学にとって	의학에서

- 「とって」는 문자 그대로 직역하면 '에게 있어서'가 되나, 매끄러운 우리말 표현이 되기 위해서는 '~에서(는)', '~에게' 등으로 문맥에 맞게 번역하는 것이 좋다.

4	ようやく	겨우

- 「ようやく」는 '차츰, 차차', '겨우, 가까스로, 간신히' 등의 뜻으로 사용된다.
- 비슷한 뜻의 다른 표현으로는 다음과 같은 것이 있다.

－段々(だんだん)

－やっと

－辛うじて(かろうじて)

－何とか(なんとか)

－どうにか

5	筈はない	~하도록 마음을 쓰다, 유의하다

- 「筈」란 당연히 그렇게 되어야 함을 나타내는 '~할 터', '~일 것', 그럴 예정임을 나타내는 '~할 예정' 그리고 「~はない」가 뒤에 붙어 '~리 없다' 등의 뜻으로 사용된다.

예 それで良い筈だ。 (그것이면 좋을 터이다)

仕事は上手く行く筈だ。 (일은 잘 될 것이다)

そんな筈はない。 (그럴 리가 없다)

⑶ 번역 연습

心臓病

心臓は、生まれてからずっと休むことなく働き続ける臓器です。同じリズムを出来るだけ維持し続けて、全身に血液を送り酸素や栄養を循環させる働き者なのです。

人間の心臓は、いわゆる二心房二心室という四つの部屋を持つ構造になっています。このような形状の心臓は恒温動物であるほ乳類や鳥類に見られる特徴です。爬虫類や両生類は二心房一心室、魚類は一心房一心室となっています。心臓の形状の違いは、呼吸器官の違いに左右されることが多く、心室の数が少ない方が水中での生活に適しているといえます。

医学にとって、心臓病は長年の敵であったといえます。心臓を外科手術で治すためには、「一度動きを止めなければならない」ことに等しく、患部を治せたとしても心臓が再活動する保証そのものがないのです。そのため、心臓の治療は薬物などの内科治療の方が進歩していたといえます。しかし20世紀に入り人工心肺装置が発明されたことで、ようやく心臓外科手術の発達が始まります。人工心肺装置が心臓と肺の代わりに全身に新鮮な酸素を含む血液を送ることで、心臓を一時的に停止しておけるようになったのが大きな要因といえます。現在は、病気で機能が低下した心臓を再生させる技術や完全な人工心臓の開発などの心臓を巡る技術の研究が進められています。

どんな病気にも必ず原因があります。それは、生活内容に関連するものであったり、生まれながらにして持っていたものであったりもします。

先天的な異常を原因とする心臓病は、心房中隔欠損や心室中隔欠損などのように心臓や血管の奇形という形で異常が現れることが多くあります。これらの先天的心疾患は、程度や個人差によっては成長と共に自然治癒するケースがありますが、基本的には早急に手術を行なって治療する必要があります。

生活環境を原因とする心臓病の場合、高血圧や動脈硬化などの生活習慣病が原因となることが非常に多いことがわかっています。生活習慣病の多くは、血管や血流に影響を及ぼすものなので、血流をコントロールしている心臓にも影響が出ない筈は無いのです。

一部の心疾患には、健康であっても何かの拍子で起こるものがあります。心臓に強い衝撃が加えられることで起こる「心室細動」がそれにあたります。また、心臓にダメージが無くても、エコノミークラス症候群などで出来た血栓が心臓に送られることで心不全を起こすこともあります。

부록(II. 번역 편)

1) 건망증·노망·알츠하이머형 치매

(1) 단어 연습 정답

일본어	読み仮名	한국어
認知症	にんちしょう	인지증, 치매
深刻	しんこく	심각
問題	もんだい	문제
長寿社会	ちょうじゅしゃかい	장수사회
到来	とうらい	도래
介護保険	かいごほけん	간호보험(개호보험)
認定者	にんていしゃ	인정자
在宅介護者	ざいたくかいごしゃ	재택간호자
施設	しせつ	시설
半数	はんすう	반
死を迎える	しをむかえる	죽음을 맞이하다
アルツハイマー病	あるつはいまあびょう	알츠하이머병
深刻	しんこく	심각
脳機能	のうきのう	뇌기능
適切	てきせつ	적절
治療法	ちりょうほう	치료법
状態	じょうたい	상태
脳	のう	뇌
数千億	すうせんおく	수천억
神経細胞	しんけいさいぼう	신경세포
情報交換	じょうほうこうかん	정보교환

일본어	読み仮名	한국어
記憶	きおく	기억
認識	にんしき	인식
維持	いじ	유지
加齢	かれい	나이가 듦
退化	たいか	퇴화
脱落	だつらく	탈락
記憶力	きおくりょく	기억력
低下	ていか	저하
鋭敏	えいびん	예민
気づく	きづく	깨닫다
点数	てんすう	점수
必ずしも	かならずしも	반드시
非常	ひじょう	대단히
医療	いりょう	의료
診察	しんさつ	진찰, 진료
痴呆症患者	ちほうしょうかんじゃ	치매증환자
記憶消失を伴う	きおくしょうしつをともなう	기억상실을 동반하다
定義	ていぎ	정의
日常	にちじょう	일상
認知力	にんちりょく	인지력
語彙	ごい	어휘
単語	たんご	단어
運動機能	うんどうきのう	운동기능
判断力	はんだんりょく	판단력
適応性	てきおうせい	적응성

(3) 번역 연습

인지증(치매)이 심각한 문제

일본에서는 장수사회의 도래로 인해 간호보험인정자 중 재택간호자의 10%, 재시설의 경우에는 실로 70% 이상이 인지증(치매)을 앓고 있습니다. 미국에서도 85세를 넘은 사람의 반은 죽음을 맞이할 때 알츠하이머병 등의 심각한 뇌기능 문제를 안고 있다고 합니다. 그러나 치매에는 적절한 치료법이 없는 상태입니다.

뇌는 수천억 개나 되는 신경세포(뉴런)의 집합으로 만들어지며 뉴런 간의 정보교환을 통해 기억, 인식 등의 뇌기능을 유지합니다. 나이가 들면서 뉴런은 퇴화, 탈락되어가므로 기억력 저하 등이 시작됩니다. 40대, 50대가 되면 뇌의 예민함이 사라지게 되는 것을 깨닫는 경우가 많아집니다. 그렇다고 반드시 알츠하이머병이 된다고는 할 수 없습니다만, 뇌기능 테스트 점수가 대단히 낮은 사람은 알츠하이머병에 걸릴 위험성이 높다고 할 수 있습니다. 의료 진료를 통해 치매증 환자는 기억상실을 동반하고 적어도 아래 1항목 이상에 문제가 있다고 정의할 수 있습니다.

- 평상시 친근했던 것에 대한 인지력 상실
- 어휘(단어) 상실
- 운동기능 저하
- 판단력 및 적응력 상실

2) 당뇨병

(1) 단어 연습 정답

일본어	読み仮名	한국어
糖尿病	とうにょうびょう	당뇨병
古く	ふるく	옛날, 과거
王様	おうさま	왕
貴族	きぞく	귀족
贅沢病	ぜいたくびょう	사치병
飽食	ほうしょく	포식
インシュリン	いんしゅりん	인슐린
四大死因	よんだいしいん	4대 사인
死病	しびょう	죽음에 이르는 병
恐れられる	おそれられる	두려움이 대상이 되다
重症	じゅうしょう	중증
慢性化	まんせいか	만성화
腎臓病	じんぞうびょう	신장병
脳梗塞	のうこうそく	뇌경색
失明	しつめい	실명
性不能	せいふのう	성불능
手足切断	てあしせつだん	손발 절단
壊疽	えそ	괴저
合併症	がっぺいしょう	합병증
消化酵素	しょうかこうそ	소화효소
消化	しょうか	소화

일본어	読み仮名	한국어
糖質	とうしつ	당질
ブドウ糖	ぶどうとう	포도당
腸管	ちょうかん	장관
グリコーゲン	ぐりこうげん	글리코겐
肝臓	かんぞう	간장
蓄える	たくわえる	축적하다
脳	のう	뇌
赤血球	せっけっきゅう	적혈구
筋肉	きんにく	근육
配送	はいそう	배송, 보내다
膵臓	すいぞう	췌장
細胞	さいぼう	세포
血糖値	けっとうち	혈당치
耐性	たいせい	내성
診断基準	しんだんきじゅん	진단기준
空腹時	くうふくじ	공복 시
正常型	せいじょうがた	정상형
境界型	きょうかいがた	경계형
脂肪	しぼう	지방
蛋白質	たんぱくしつ	단백질
燃焼	ねんしょう	연소
酸性血	さんせいけつ	산성혈
頻尿	ひんにょう	빈뇨
知覚異常	ちかくいじょう	지각이상

일본어	読み仮名	한국어
視力障害	しりょくしょうがい	시력장애
併発	へいはつ	병발
心筋梗塞	しんきんこうそく	심근경색
循環器系	じゅんかんきけい	순환기계

(3) 번역 연습

당뇨병

당뇨병은 과거에는 외국에 많은 질환이었습니다. 왕이나 귀족에 많은 질환으로 '사치병'이라 불렸습니다. 이를 통해서도 알 수 있듯이 당뇨병은 칼로리 과다섭취, 즉 포식과 칼로리를 적당히 소비하는 운동이 부족한 것이 주원인입니다. 그러므로 당뇨병약이나 인슐린 치료를 시작하기 전, 증상이 가벼울 때 식사와 운동을 통한 자연법으로 진행을 억제할 수 있습니다.

당뇨병은 세계적으로 4대 사인 중 하나로 죽음에 이르는 병으로 두려움의 대상이었습니다. 오늘날에는 당뇨병으로 인한 사망은 줄었습니다만 중증으로 만성화되면 신장병, 뇌경색, 실명, 성 불능, 손발을 절단 해야만 하는 괴저 등의 합병증을 일으키는 공포의 질환이라고 할 수 있습니다.

식사를 하면 음식물은 위장 속에서 소화효소의 작용으로 소화되고 당질은 포도당이 됩니다. 장관에서 흡수된 포도당은 혈액 속으로 들어가서 55~60%는 글리코겐으로 간장에 축적되어 남고 뇌, 적혈구, 근육 등의 조직에 보내져 이용됩니다. 포도당을 조직 세포가 이용할 경우에는 췌장에서 만들어지는 인슐린 호르몬의 작용으로 포도당을 세포 속으로 수용합니다. 인슐린이 작용하면 혈액 속 포도당은 몸이 사용하므로 혈액 속 포도당 양은 줄어듭니다. 즉, 식사를 하면 혈당치가 높아지고 시간이 지나면 혈당치는 떨어집니다. 그러나 인슐린 작용이 약한 몸은 포도당을 사용할 수 없게 되고 혈당치가 비정상적으로 높아지게 됩니다. 이것이 당뇨병의 시작입니다.

당뇨병에는 췌장에서 만들어지는 인슐린이 적은 1형과 인슐린 작용이 떨어져서 나타나는 2형이 있으며 대부분의 경우는 2형입니다. 인슐린 내성의 경우 몸의 조직이 포도당을 사용할 수 없으므로 식사를 하지 않아도 고혈당이 됩니다. 당뇨병 진단 기준을 보면 공복시 혈당치가 110mg/dl 이하를 정상형, 110~125mg/dl를 경계형, 126mg/dl 이상을 당뇨병형이라고 부릅니다. 고혈당이 계속되면 조직이 포도당 대신 지방, 단백질을 칼로리원으로 하여 연소하기 때문에 산성혈이 되고 당뇨병성 합병증으로 체중감소, 빈뇨, 지각이상, 시력장애, 신장병 등을 병발하게 됩니다. 당뇨병이 있을 경우 뇌경색, 심근경색 등 순환기계 질환에 걸릴 위험률이 대단히 높아집니다.

3) 우울병

(1) 단어 연습 정답

일본어	読み仮名	한국어
うつ病	うつびょう	우울병
仕事	しごと	업무
家庭	かてい	가정
人間関係	にんげんかんけい	인간관계
社会	しゃかい	사회
複雑化	ふくざつか	복잡화
現代	げんだい	현대
誰もが	だれもが	누구나가
抱える	かかえる	안다
落ち込む	おちこむ	절망하다
傷つく	きずつく	상처 받다
不安になる	ふあんになる	불안해지다
悲しい	かなしい	슬프다
経過	けいか	경과
元気	げんき	힘내다
毎日の生活	まいにちのせいかつ	일상생활
続く	つづく	계속되다
沈む	しずむ	침체되다
回復する	かいふくする	회복하다
不調	ふちょう	상태가 좋지 않다
日常生活	にちじょうせいかつ	일상생활

일본어	読み仮名	한국어
支障	ししょう	지장
疲れきる	つかれきる	지쳐버리다
状態	じょうたい	상태
弱さ	よわさ	연약함
起こる	おこる	일어나다
脳内	のうない	뇌 속
神経伝達	しんけいでんたつ	신경전달
物質	ぶっしつ	물질
減少	げんしょう	감소
引き起こされる	ひきおこされる	일어나다, 유발되다
具体的	ぐたいてき	구체적
神経細胞	しんけいさいぼう	신경세포
状況	じょうきょう	상황
やり取りする	やりとりする	교환하다, 주고받다
情報伝達	じょうほうでんたつ	정보전달
仲介	ちゅうかい	중개
先端	せんたん	끝
放出	ほうしゅつ	방출
受け止める	うけとめる	수용하다
受容体	じゅようたい	수용체
結合	けつごう	결합
絶えず	たえず	끝없이
感情	かんじょう	감정
思考	しこう	사고

일본어	読み仮名	한국어
活動	かつどう	활동
理由	りゆう	이유
行き来する	いききする	왕래하다
量	りょう	양
鈍くなる	にぶくなる	둔해지다
引き金	ひきがね	계기
現在	げんざい	현재, 현대
標準的	ひょうじゅんてき	표준적
考え方	かんがえかた	생각
枯れる	かれる	고갈되다
機能的	きのうてき	기능적

(3) 번역 연습

우울병

업무나 가정, 인간관계에서 사회가 더욱 복잡화되어 가는 현대에는 누구나 많은 스트레스를 느끼고 있습니다. 절망하거나 상처를 받거나 불안해지거나 슬퍼지거나 허무함을 느끼는 등은 누구에게나 있는 일입니다. 대부분의 경우 시간이 지남에 따라 '다시 힘을 내서 노력하자'고 생각하게 되고 일상생활을 계속하게 됩니다. 그러나 때로는 아무리 시간이 지나도 기분이 침체된 채로 회복되지 않고 몸 상태까지 안 좋아지면서 일상생활에 지장을 초래하는 경우가 있습니다. 이러한, 마음이 지쳐버린 상태가 우울병인 것입니다.

우울병은 '마음의 연약함' 때문에 일어나는 것은 아닙니다. 뇌 속 신경전달물질의 감소로 인해 일어난다고 할 수 있습니다. 그러면 구체적으로 뇌 속에서는 어떤 일이 일어나고 있는 것일까요?

우리 뇌 속에는 약 1,000억 개에 이르는 신경세포가 복잡한 네트워크를 만들어 정보를 주고 받습니다. 이 정보전달을 중개하는 것이 신경전달물질입니다. 신경세포 끝에 있는 시냅스에서 방출된 신경전달물질은 그것을 수용하는 수용체와 결합되어 정보를 전달합니다. 끝없이 이루어지는 이러한 정보교환을 통해 감정이나 사고 활동이 원활하게 이루어집니다.

그러나 어떠한 이유에서 신경전달물질의 왕래하는 양이 감소되면 사고나 감정이 둔해지게 됩니다. 이것이 우울병의 계기가 된다는 것은 현대의 표준적 생각입니다.

즉, 우울병이란 뇌 에너지가 고갈되어 버리는 기능적 질환인 것입니다.

4) 가슴 답답함

(1) 단어 연습 정답

일본어	読み仮名	한국어
息苦しい	いきぐるしい	가슴 답답하다
理解	りかい	이해
上手	じょうず	잘
付き合う	つきあう	사귀다, 지내다
日常生活	にちじょうせいかつ	일상생활
安心	あんしん	안심
呼吸困難	こきゅうこんなん	호흡곤란
患者	かんじゃ	환자
自身	じしん	자신
感覚	かんかく	감각
家族	かぞく	가족
酸素	さんそ	산소
足りない	たりない	부족하다
原因	げんいん	원인
生じる	しょうじる	발생하다
状態	じょうたい	상태
体内	たいない	체내
呼吸不全	こきゅうふぜん	호흡부전
血液中	けつえきちゅう	혈액 속
含まれる	ふくまれる	함유되다
構成	こうせい	구성

일본어	読み仮名	한국어
細胞	さいぼう	세포
機能	きのう	기능
息をする	いきをする	숨을 쉬다
信号	しんごう	신호
脳	のう	뇌
受ける	うける	받다
自動的	じどうてき	자동적
調節	ちょうせつ	조절
医師	いし	의사
相談	そうだん	상담
悪影響	あくえいきょう	악영향
及ぼす	およぼす	미치다
不安	ふあん	불안
落ち込む	おちこむ	기분이 침체되다
仕方ない	しかたない	어쩔 수 없다
諦める	あきらめる	포기하다
看護師	かんごし	간호사
伝える	つたえる	전달하다

(3) 번역 연습

가슴 답답함

'가슴 답답함'이란 어떤 것일까요? '가슴 답답함'을 정확하게 이해하고 함께 잘 생활함으로써 일상생활을 안심하며 보낼 수 있습니다.

• '가슴 답답함'의 느낌을 호흡곤란이라고 합니다.
환자 자신이 '가슴이 답답하다'고 느끼는 것을 호흡곤란이라고 합니다.

본인에게만 알 수 있는 감각이므로 가족이나 다른 사람들에게는 괴로워 보이지 않는 경우도 있습니다. 산소 부족이 원인이 되어 발생하는 경우가 많으나 그 외의 여러 상태에서 일어나는 것으로 알려져 있습니다.

• 체내 산소가 부족한 상태를 호흡부전이라고 합니다.
혈액 속(체내)에 함유되는 산소가 부족한 상태를 호흡부전이라고 합니다. 산소는 몸을 구성하는 수십조 개에 이르는 세포가 올바르게 기능하기 위해 없어서는 안 되는 것입니다. 그러한 산소가 부족하면 몸은 '열심히 숨을 쉬자'라는 신호를 뇌에 보내게 됩니다. 뇌는 그 신호를 받고 제대로 호흡을 할 수 있도록 자동적으로 조절하게 됩니다.

그러나 숨을 잘 쉴 수 없거나 그래도 산소가 부족할 경우에는 '가슴 답답한 느낌'이 나타나게 됩니다.

• 참지 말고 의사에게 상담합시다.
가슴 답답한 상태를 그대로 방치하면 일상생활에 여러 가지 악영향을 주게 됩니다. 움직이는 것이 힘들다는 등의 '몸'에 대한 영향뿐만 아니라 불안해지거나 기분이 침체되는 등의 '마음'의 영향도 큰 것입니다.

'가슴이 답답한 것은 어쩔 수 없다'고 포기하지 말고 당신이 느끼는 가슴 답답함을 의사나 간호사에게 전달하고 상담합시다.

5) 암

(1) 단어 연습 정답

일본어	読み仮名	한국어
癌	がん	암
死亡原因	しぼうげんいん	사망원인
第一位	だいいちい	제1위
発症	はっしょう	발병
増え続ける	ふえつづける	계속 증가하다
気をつける	きをつける	조심하다
正常	せいじょう	정상
細胞	さいぼう	세포
変化	へんか	변화
癌化	がんか	암화
無視	むし	무시
周り	まわり	주변
組織	そしき	조직
侵入	しんにゅう	침입
浸潤	しんじゅん	침윤
血液	けつえき	혈액
リンパ	りんぱ	림프
流れに乗る	ながれにのる	흐름을 타다
増殖	ぞうしょく	증식
転移	てんい	전이
成長	せいちょう	성장

일본어	読み仮名	한국어
身体	しんたい	신체
栄養分	えいようぶん	영양분
奪う	うばう	빼앗다
宿主	しゅくしゅ	숙주
弱らせる	よわらせる	약화시키다
近年	きんねん	최근
医療技術	いりょうぎじゅつ	의료기술
進歩	しんぽ	발전, 진보
完治	かんち	완치
共存	きょうぞん	공존
快適	かいてき	쾌적
可能	かのう	가능
一定	いってい	일정
新旧入れ替わり	しんきゅういれかわり	신구 교대
役割	やくわり	역할
果たす	はたす	다하다
遺伝子	いでんし	유전자
傷がつく	きずがつく	상처가 나다
発生	はっせい	발생
要因	よういん	요인
作用	さよう	작용
期間	きかん	기간
タチの悪い	たちのわるい	질이 나쁜
経緯	けいい	경위

일본어	読み仮名	한국어
千差万別	せんさばんべつ	천차만별
作り出す	つくりだす	만들어 내다
発癌物質	はつがんぶっしつ	발암물질
ウィルス性	うぃるすせい	바이러스성
紫外線	しがいせん	자외선
食生活	しょくせいかつ	식생활
生活習慣	せいかつしゅうかん	생활습관
挙げられる	あげられる	들 수 있다
単一	たんいつ	단일, 하나만
引き起こす	ひきおこす	일으키다, 일어나게 하다
複数因子	ふくすういんし	복수인자
直接的	ちょくせつてき	직접적
間接的	かんせつてき	간접적
複合的	ふくごうてき	복합적
組み合わせ	くみあわせ	조합
刺激	しげき	자극
環境病	かんきょうびょう	환경병
胃	い	위장
ピロリ菌	ぴろりきん	파일로리균
住み着く	すみつく	살다, 정주하다
免疫力	めんえきりょく	면역력
胃癌	いがん	위암
先へ伸ばす	さきへのばす	연기하다
偏食	へんしょく	편식

일본어	読み仮名	한국어
早める	はやめる	앞당기다
至る	いたる	이르다
根本要因	こんぽんよういん	근본요인
是正する	ぜせいする	시정하다
再発	さいはつ	재발
可能性	かのうせい	가능성
食事	しょくじ	식사
運動	うんどう	운동
精神状態	せいしんじょうたい	정신상태
見直す	みなおす	되돌아보다
大切さ	たいせつさ	소중함
吸収	こきゅう	흡수
成分	せいぶん	성분
血液中	けつえきちゅう	혈액 속
溶ける	とける	녹다
隅々	すみずみ	구석구석
巡る	めぐる	순환하다, 돌다
臓器	ぞうき	장기
抑制	よくせい	억제
助長	じょちょう	조장
異常化	いじょうか	비정상화
塊	かたまり	덩어리
担当	たんとう	담당
摘み取る	つみとる	제거하다, 뽑다

(3) 번역 연습

암

현재 일본인의 사망원인의 제1위는 암입니다. 발병하는 사람은 매년 계속 증가하고 있으며 누구나 조심해야만 하는 질환이라고 할 수 있을 것입니다.

암은 원래 몸속에 있는 정상적인 세포가 변화하여 생기는 것입니다. 세포는 암화되면 규칙을 무시하고 계속 증가하여 주변의 정상적인 조직에까지 침입하게 됩니다(침윤). 뿐만 아니라 혈액이나 림프 흐름을 타고 몸 여기저기에서 증식(전이)을 시작합니다. 성장하기 위해 신체로부터 계속해서 영양분을 빼앗기 때문에 숙주인 인간을 약하게 해 버리는 것입니다.

최근 의료기술이 발전하여 '치유되는 암'도 증가했습니다. 또한 완치되지 않았다 해도 암과 함께 공존하면서 쾌적하게 생활하는 것이 가능해지고 있습니다.

몸속 세포는 일정한 사이클로 신구교체되면서 각각의 역할을 다하고 있습니다. 암세포는 이러한 정상적인 세포 유전자에 상처가 계기가 되어 발생합니다. 그러나 상처가 났다고 해서 반드시 암이 되는 것은 아닙니다. 그 후 다양한 요인이 작용하여 오랜 기간을 거쳐 질이 나쁜 암세포로 바뀌어 가는 것입니다.

암이 발생되는 경위는 천차만별입니다. 암세포를 만드는 요인으로 유전, 발암물질, 바이러스성, 자외선, 식생활, 생활습관 등을 들 수 있습니다만 대부분이 그 하나만으로 암을 일으키는 것이 아니라 복수 인자의 직접적, 간접적인 복합적 조합으로 유전자를 자극하여 암을 발생시킨다고 할 수 있습니다.

암은 환경병 중 하나입니다. 예를 들어 위장 속에 파일로리균이 있어도 스트레스가 적고 면역력이 높은 사람은 위암 발생을 수년에서 수십 년 연장시킬 수 있습니다만 편식이나 스트레스가 많은 사람은 발암을 앞당기게 되기도 합니다.

이처럼 생각할 때 비록 치료로 암이 사라졌다 해도 발암에 이른 근본요인을 시정하지 않고서는 재발이나 전이 가능성은 높다고 할 수 있습니다. 식사, 운동, 정신상태 등 생활환경을 근본에서부터 되돌아보지 않으면 진정한 의미에서의 치료라고는 할 수 없을 것입니다.

이를 위해서는 우선 식사의 소중함을 알아주시기 바랍니다. '기껏해야 식사나 물'이 아니라 몸에 흡수된 그러한 성분은 혈액 속에 녹아 몸 구석구석까지 순환하여 때로는 각 장기의 암을 억제하고 때로는 암을 조장하는 것이 되기도 하는 것입니다.

아무리 건강한 사람이라도 몸속에서는 매일 4,000~6,000개에 이르는 세포가 비정상화되어 '작은 암'이 생긴다고 합니다. 그러나 이러한 작은 암의 대부분은 큰 암 덩어리로 성장하지 않고 죽어갑니다. 이것은 몸속에서 '면역'을 담당하는 세포가 나쁜 세포를 작은 암일 때 제거해 주기 때문입니다.

6) 심장병

(1) 단어 연습 정답

일본어	読み仮名	한국어
心臓	しんぞう	심장
働き続ける	はたらきつづける	계속 일하다
臓器	ぞうき	장기
維持	いじ	유지
全身	ぜんしん	전신
血液	けつえき	혈액
酸素	さんそ	산소
栄養	えいよう	영양
循環	じゅんかん	순환
働き者	はたらきもの	부지런한 사람
二心房二心室	にしんぼうにしんしつ	이심방이심실
部屋	へや	방
構造	こうぞう	구조
形状	けいじょう	형상
恒温動物	こうおんどうぶつ	항온동물
ほ乳類	ほにゅうるい	포유류
鳥類	ちょうるい	조류
特徴	とくちょう	특징
爬虫類	はちゅうるい	파충류
両生類	りょうせいるい	양서류
二心房一心室	にしんぼういっしんしつ	이심방일심실

일본어	読み仮名	한국어
魚類	ぎょるい	어류
一心房一心室	いっしんぼういっしんしつ	일심방일심실
違い	ちがい	차이
呼吸器官	こきゅうきかん	호흡기관
左右	さゆう	좌우
水中	すいちゅう	수중
適している	てきしている	적합하다
医学	いがく	의학
長年	ながねん	오랜 기간
敵	てき	적
外科手術	げかしゅじゅつ	외과수술
治す	なおす	고치다, 치료하다
等しい	ひとしい	똑같다, 마찬가지다
患部	かんぶ	환부
再活動	さいかつどう	재활동
保証	ほしょう	보장, 보증
治療	ちりょう	치료
薬物	やくぶつ	약물
内科治療	ないかちりょう	내과 치료
進歩	しんぽ	발달, 진보
人工心肺装置	じんこうしんぱいそうち	인공심폐장치
発明	はつめい	발명
外科手術	げかしゅじゅつ	외과수술
発達	はったつ	발달

일본어	読み仮名	한국어
新鮮	しんせん	신선
含む	ふくむ	함유하다
一時的	いちじてき	일시적
停止	ていし	정지
要因	よういん	요인
低下	ていか	저하
再生	さいせい	재생
技術	ぎじゅつ	기술
完全	かんぜん	완전
巡る	めぐる	순환하다, 돌다
研究	けんきゅう	연구
原因	げんいん	원인
関連	かんれん	관련
生まれながら	うまれながら	태어나면서부터
先天的	せんてんてき	선천적
異常	いじょう	이상, 비정상
原因	げんいん	원인
心房中隔欠損	しんぼうちゅうかくけっそん	심방중격결손
血管	けっかん	혈관
奇形	きけい	기형
現れる	あらわれる	나타나다
心疾患	しんしっかん	심장질환
程度	ていど	정도
個人差	こじんさ	개인차

일본어	読み仮名	한국어
成長	せいちょう	성장
自然治癒	しぜんちゆ	자연 치유
基本的	きほんてき	기본적
早急	さっきゅう	신속
必要	ひつよう	필요
高血圧	こうけつあつ	고혈압
動脈硬化	どうみゃくこうか	동맥경화
生活習慣病	せいかつしゅうかんびょう	생활습관병
非常	ひじょう	대단히
血流	けつりゅう	혈류
影響を及ぼす	えいきょうをおよぼす	영향을 미치다
筈だ	はずだ	당연히 ~할 것이다
疾患	しっかん	질환
健康	けんこう	건강
拍子	ひょうし	찰나, 계기
衝撃	しょうげき	충격
加えられる	くわえられる	가해지다
心室細動	しんしつさいどう	심실세동
エコノミークラス症候群	えこのみーくらすしょうこうぐん	이코노미클래스 증후군
血栓	けっせん	혈전
心不全	しんふぜん	심부전

(3) 번역 연습

심장병

심장은 태어나면서부터 계속 쉬지 않고 움직이는 장기입니다. 같은 리듬을 가능한 유지하면서 온몸에 혈액을 보내 산소와 영양을 순환시키는 부지런한 장기입니다.

인간의 심장은 소위 이심방이심실이라는 4개의 방을 갖는 구조로 되어 있습니다. 이와 같은 형상의 심장은 항온동물인 포유류나 조류에서 볼 수 있는 특징입니다. 파충류나 양서류는 이심방일심실, 어류는 일심방일심실입니다. 심장 형상의 차이는 호흡기관의 차이로 좌우되는 경우가 많고 심실의 수가 적은 편이 수중 생활에 적합하다고 할 수 있습니다.

의학에서 심장병은 오래도록 적이었다고 할 수 있습니다. 심장을 외과수술로 고치기 위해서는 '한 번 움직임을 멈추어야 하는' 것과 마찬가지여서 환부를 고쳤다 하더라도 심장이 다시 활동할 보장 그 자체가 없는 것입니다. 그러므로 심장 치료는 약물 등의 내과 치료가 더 발달되었다고 할 수 있습니다. 그러나 20세기에 들어서면서 인공심폐장치가 발명됨으로써 드디어 심장외과수술이 발달되기 시작합니다. 인공심폐장치가 심장과 폐를 대신함으로써 전신에 신선한 산소를 포함한 혈액을 보내게 되고 심장을 일시적으로 정지시킬 수 있게 된 것이 큰 요인이라고 할 수 있습니다. 현재는 질환으로 기능이 저하된 심장을 재생시키는 기술이나 완전한 인공심장 개발 등의 심장을 둘러싼 기술 연구가 추진되고 있습니다.

어떠한 질환에도 반드시 원인이 있습니다. 그것은 생활 내용과 관련된 것이기도 하고 태어나면서부터 가지고 있던 것이기도 합니다.

선천적 이상을 원인으로 하는 심장병은 심방중격결손이나 심실중격결손 등과 같이 심장이나 혈관 기형이라는 형태로 이상이 나타나는 경우가 많습니다. 이러한 선천적 심장질환은 정도나 개인 차이에 따라서는 성장과 함께 자연 치유되는 경우도 있습니다만 기본적으로는 신속히 수술로 치료할 필요가 있습니다.

생활환경을 원인으로 하는 심장병의 경우 고혈압이나 동맥경화 등의 생활습관병이 원인이 되는 경우가 대단히 많은 것으로 알려져 있습니다. 생활습관병의 대부분은 혈관이나 혈류에

영향을 주는 것이므로 혈류를 컨트롤하는 심장에도 영향을 주는 것입니다.

일부 심장질환은 건강하더라도 어느 곁에 발생할 수도 있습니다. 심장에 강한 자극이 가해지면서 일어나는 '심실세동'이 이에 해당됩니다. 또한 심장에 손상이 없더라도 이코노미 클래스 증후군 등으로 인해 생긴 혈전이 심장에 보내지면서 심부전을 일으키는 경우도 있습니다.

참고문헌

김한식, 2003, 『한일통역과 번역』, 한국문화사.
최정화, 1993, 『통역과 번역을 제대로 하려면』, 신론사.
최정화, 2001, 『최정화 교수의 통역번역 노하우』, 넥서스.
Angelelli, Claudia V. 저 · 곽중철 역, 2009, 『의료통역입문－문화 간 의사소통 어떻게 하나』, 한국외국어대학교 출판부.
Seleskovitch, D. 저 · 정호정 역, 2002, 『국제회의 통역에의 초대』, 한국문화사.

ノア・S・ブラネン, 1973, 『翻訳－理論と実際』, 研究出版社.
小松達也, 2005, 『通訳の技術』, 研究社.
国立国語研究所「病院の言葉」委員会, 2009, 『病院の言葉を分かりやすく』, 勁草書房.
国際交流基金関西国際センター, 2009, 『外国人のための看護介護用語集』, 株式会社凡人社.

通訳者翻訳者になる本(1998), イカロス出版.
한국보건복지인력개발원 http://www.mik.co.kr

지은이 소개

최수나

1993년 서울대학교 신문학과 졸업

1997년 한국외국어대학교 통역번역대학원 한일과 졸업

2001년 한국외국어대학교 통역번역대학원 박사과정 입학

현재 한국외국어대학교 통역번역대학원 강사

한림대학교 의료관광인재양성센터 객원교수

저서『일본어권 의료관광 서류의 번역과 작성』,『일본어권 의료 용어』

일본어권 의료관광 통번역 연습

초판 발행 2012년 2월 3일

지은이 최수나
펴낸이 고화숙
펴낸곳 도서출판 소화
등록 제13-412호
주소 서울시 영등포구 영등포동 7가 94-97
전화 02-2677-5890
팩스 02-2636-6393
홈페이지 www.sowha.com

ISBN 978-89-8410-425-9 93730

값 18,000원